JN271772

中山和彦
●編著

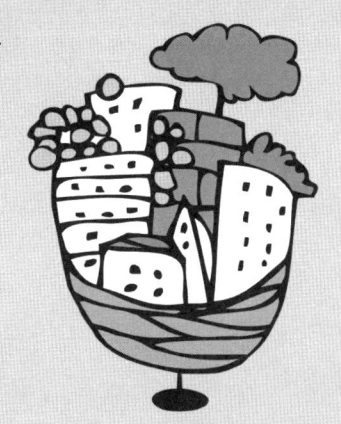

須江洋成
岩崎弘
高橋千佳子
●著

てんかんの生活指導ノート

生活の質を高めるためにすべきこと，してはいけないこと

金剛出版

本書を読む前に

　精神科領域の疾患名には容赦がありません。精神分裂病は統合失調症と呼称変更されましたが，どうでしょう。40年近くの精神科医歴があってもやっぱりまだ違和感は否めません。といいながら本書は，「てんかんの生活指導ノート」です。ストレートな題名を選びました。それには理由があります。

　「てんかん」に限りませんが，慢性疾患とともに生活していくにはさまざまな障害を体験します。てんかんによる症状，心理的ストレス，さらには社会的差別や行動制限などあげればきりがありません。てんかんは子どもに多い疾患です。だから私たちのようにてんかん治療に携わることが多い医師は，そのひとの成長を目の当たりにしながら，また見届けながら長期にわたって診ることが多いのです。就学，進路，車の免許，恋愛，結婚，出産，更年期などのライフイベント，また長い間には身体疾患やメンタルな問題が生じることもあります。要するにてんかん発作はその経過中にみられる一つの象徴でしかないのです。てんかんを診ていくということは，そのひとの人生そのものを診ていくということになります。

　若い時代はもちろんのこと，治療医として今でも戸惑うことはたくさんあります。てんかんの薬物療法や一般的な生活指導レベルでは歯が立たないことも多くありました。しかし今思うと「てんかん」というより「てんかん発作」に治療の焦点を合わせすぎたために起きた問題だったのではないかと気が付きました。

　しかし，なぜ当たり前のようなことをあらためてここに記したかというと，これにも理由があります。それは私とてんかんとの出会いにあるのです。精神科医になって2年目に当時の教授から言われたのが次の言葉でした。「てんかんの治療は，発作の有無が指標になるのだから，もっと科学的な処方ができるはずだ。しかも複数の薬物を少量ずつ混ぜてい

るが，これでは有効な薬剤が確定できない」，「中山君，薬物は血液中の濃度が測定できるのではないか，やってみてくれ」。

確かに外来カルテをみると，ほとんどが6〜8種類の薬物を少量ずつ選びしかも粉末のカクテル処方でした。当時の精神科薬物療法はてんかんに限らず，少量多剤併用療法が一般的で，現在でもその問題は引きずっています。当時の教授からの指示は，先見の明があったと言えます。その後の研究で，抗てんかん薬の血中濃度を簡単に測定することができるようになりました。現在精神科領域では唯一てんかんの薬物療法のみ，薬物選択，必要最低量の決定を血中濃度によって合理的に行われています。さらに新規抗てんかん薬の導入にも大きな貢献をしています。図らずも筆者はこの研究に関わりました。そのこと自体は問題ありません。しかし，私のてんかん治療に「発作」というキーワードが大きくなりすぎたのです。

ここで取り上げた日常的な項目は，私たちがてんかんの患者さんとの出会いを通して体験した話です。本書はてんかんを乗り越えるための激励本ではありません。人が人らしく生きることは大変なことです。てんかんであろうとなかろうと同じように大変なのです。もともと問題がまったくない方はいないのですから，てんかんを煩っていても，それはてんかん以上でも以下でもないのです。このように考えると病気の呼称など問題外でした。同意戴けるでしょう。

本書は日本てんかん，東京都支部が発刊している「ともしび」に掲載している当事者向けの連載をもとにし，加筆，吟味して再編集したものです。その題名は"「生活の質」を高めるために——すべきこと，してはいけないこと——"最初は私一人で始めましたが，慈恵医大のてんかん研究班のメンバーによって交代で執筆するようになりました。執筆者は私と，須江洋成，高橋千佳子，岩崎弘の4名です。結果的には，30歳から60歳代，さらには女性の視点からも論ずることができることになりました。現在もなお雑誌連載中で，この本が発刊される頃には70回余に達していると思われます。

この連載を始めたころは，いい題名を思いついたと思っていました。しかし今はこの副題にいささか問題を感じています。しかし，あえてしばらくこのままで執筆しようと思います。むしろ問題提起しているよう

で良いのではと思うからです。まだまだ未完成ではありますが一度見直すためにも，金剛出版のご厚意もあって『てんかんの生活指導ノート』として発行することになりました。読者の皆さんのご意見を伺いたいと思う次第です。

東京慈恵会医科大学
精神医学講座
中山 和彦

目　次

本書を読む前に 3
序章：てんかんの基礎知識 13

第1部 てんかんを理解する一般的なこと 21

てんかん治療にかける想い「生活の質」を高めるために 23
てんかんを診断するとき 26
検査について 29
偽発作の意味するもの 32
偽発作をもつ意味 35
てんかんと性格についての話 38
てんかんに付随する重症度 41
高齢におけるてんかんについて 44
脳を鍛えよう！ 47
おとなのてんかん 年をとっても「てんかん」は発症する 50
女性とてんかん 53
家族の感情表出 56

第2部 治療に関すること（薬に関すること） 59

抗てんかん薬血中濃度測定の今どきの意味は？ 61
怠薬の意味すること 64
薬剤の整理と日常生活 67
断薬の条件とタイミング 70
抗てんかん薬は気分を調整する 73
腎不全・透析における抗てんかん薬治療の注意点 76
てんかんと「うつ」について 79
いい病院いい先生って!? 82
発作をしめくくること 85
諦めずに治療を続けること 89
ムダな治療を仕分けする 92
新規抗てんかん薬が投げかける課題とは 95

第3部 生活指導に関すること

就学について（その1） 101
就学について（その2） 104
就学について（その3） 107
就労の第一関門 110
就労を困難にさせている要因 113
てんかんと月経について 116
結婚について（その1） 119
結婚について（その2） 122
病気とともに結婚すること 125
てんかんと妊娠・出産についての話（その1） 129
てんかんと妊娠・出産についての話（その2） 132
運転免許にまつわる問題 135
てんかんと免許について改めて思うこと 138
働くということ 141
このサイズが気に入っている 144
発作について知っておいてほしいこと 147
スポーツを楽しむ 150
睡眠とてんかんの話 152
睡眠環境改善ノススメ 155
てんかんとアルコールの話 158
発作の起こりやすい状況とは？ 161
発作を目撃したら 164
共依存とは 167

第4部 今後の展望，てんかんと共に生きる　171

改めててんかんとは？の話　173
真のQOL向上とは？　176
セカンドオピニオンについて　179
精神保健福祉法に関わること　182
日本一になる　185
法改正のその後　188
特例子会社　191
「いい夫婦の日」に思う　194
弱っているひとに対する心づかい　197
不安に向き合って生きること　200
プライドは奪われない　203
迷走神経刺激療法について　206
あらためて，てんかん発作を考える　209
てんかんが慢性に経過することの意味　213
自立への道は険しい？　216

付　録　219

てんかん発作のQ＆A　221

あとがき　239

てんかんの生活指導ノート

生活の質を高めるために すべきこと, してはいけないこと

序章：てんかんの基礎知識

てんかんとは何か？

　てんかんは，さまざまな病因によって引き起こされる慢性の脳疾患であり，脳の神経細胞が異常な興奮をくり返すために起こる反復する発作を主とするが，そればかりでなく発作以外にも関連してさまざまな臨床所見や検査所見がみられる病態である。病因はいろいろで，原因が見当たらず，せいぜい遺伝的な背景（素因）によるものと考えられるてんかんから，小さい頃に受けた脳障害，脳炎や脳腫瘍，頭部外傷などのような明らかな原因があって発症するてんかんなどさまざまである。

　したがって，てんかんはひとつの病気ではない。脳の異常な興奮によって発作をくり返すという点では共通しているが，他にさまざまな臨床症状，経過，転帰をもつものの集合といえる。発作はてんかんと診断するためには必ずなくてはならない症状ではあるものの，てんかんという病態のなかのひとつの症状にすぎない。

　診療においては，まずは正確な発作型の把握が不可欠である。なぜならば薬剤の多くは発作型に対して用いられるからである。しかし適薬を用いたからといってこれでてんかんの治療は終わってはいない。てんかんないしてんかん症候群を確定すること，つまりてんかんの分類を行うことが必要となる。てんかんは先に述べたようにさまざまな臨床経過をもつものの集合である。したがって今後の見通し（予後）はそれぞれ異なるからである。確実なてんかん分類を行うことによってはじめて予後を踏まえた計画的な治療，発作の治療だけでなく，てんかんという病態に対する総合的な治療を進めることができる。

てんかんの分類

　まずは，今日診療に用いられているてんかん分類の基本を表1に示す。

表1 てんかん分類の基本（以下の組み合わせによる）

・病因から	発作型から
・特発性	・部分てんかん
・潜因性　　×	・全般てんかん
・症候性	（・部分か全般か決定できないてんかん）

　原因から特発性，潜因性，症候性の3つに，発作型から部分性，全般性，どちらの決定も困難なてんかんの3つにそれぞれ分けられており，これらの組み合わせによっててんかん分類がなされている。しかしここに至るまでにはいくらかの変遷があった。てんかん分類の理解に役立つと思われるのでその歴史について概説する。

表2 てんかん分類の変遷

1960年以前
病因により二分されていた
1. 機能性てんかん（特発性，本態性，真性，遺伝性，中心脳性）：脳の病変が見いだせないてんかん≒特発性全般てんかん
2. 器質性てんかん（症候性，続発性，焦点性，病巣性）：脳の病変が見いだせるてんかん≒部分てんかん

　1960年以前には機能性てんかんと器質性てんかんとに二分されていた。機能性てんかんは表2のように特発性，本態性，真性などとも呼ばれ，脳の障害（病変）がみられないてんかんのことである。そして，このてんかんは脳に障害が見いだせないのだから，遺伝性のもの，そして中心脳性の発作をみるてんかん，つまり全般てんかんであるとされた。これは今日の分類ではほぼ特発性全般てんかんの考え方に相当する。
　一方の器質性てんかんは症候性，続発性とも呼ばれて脳に病変がみられるてんかんのことであった。焦点性，病巣性とも呼ばれるのは脳の障害は部分的にみられるのが通常であったからであろう。つまり部分てんかん，今日の分類でいう症候性局在関連性てんかんとほぼ同じ意味であった。ところが，1960年代になって脳の一部の病変として説明できない瀰漫性の病変をもつてんかんの存在がわかった。つまり特発性でなく，部分てんかんでもないてんかんである。それまでの分類ではこのてんか

んはどこにも分類できない。そこで続発（症候）性全般てんかんとされて次のてんかん分類案に登場する（表3）。

表3　てんかんの分類案（1970年）

Ⅰ　全般てんかん
1．原発（特発）性全般てんかん
2．続発（症候）性全般てんかん
Ⅱ　部分（焦点性，局在性）てんかん
※ただし，部分てんかんはすべて症候性と考えられていた

この1970年の分類案では，全般てんかんについては病因によって特発性と症候性の2つがあることが示されたが，部分てんかんについてはおそらくは脳の部分的障害というのは後天的でないと起こり得ないという考えから，すべてが症候性であるとされていた。ところが，1970年代になると新たに特発性であるが部分発作をもつてんかんの存在が明らかになり，1970年の分類案は不都合なものとなった。そこで1989年に今日広く用いられているてんかん，てんかん症候群の国際分類が登場した（表4）。

表4　てんかん，てんかん症候群の国際分類（1989年）

Ⅰ　局在関連性（部分性，局在性，焦点性）てんかんおよび症候群
1．特発性（年齢に関連して発症）
2．症候性
3．潜因性
Ⅱ　全般性てんかん
1．特発性（年齢に関連して発症）
2．潜因性あるいは症候性
3．症候性
Ⅲ　焦点性か全般性か決定できないてんかん
Ⅳ　特殊症候群

特発性と症候性，潜因性について

新しい分類（1989年）のなかで特発性の意味するところは分類の変遷で述べたほぼ従来の考え方と変わりはない。特発性てんかんおよび症候群とは，遺伝的な素因がその病因として唯一考えられる以外には原因が

見当たらないてんかんである。したがって，脳波検査以外では異常がみつからない。この特発性てんかんは年齢に関連して発病するものが多い。予後は一般に良好である。

症候性の意味することも従来とほぼ変わりはない。症候性てんかんおよび症候群とは，脳の病変が明らかであったり，脳の障害の存在を強く疑わせるてんかんのことである（表5）。

潜因性という用語は新分類で新たに用いられたものである。この意味するところは，病変が潜んでいるためにあるいは隠れてしまっているためにみつけることができず，症候性なのに特発性てんかんのようにみえる場合をいう。しかし本質的には症候性であるので予後は良くはない。この潜因性という用語も必然的に生まれたものといえる。

表5　特発性（原発性）と症候性（続発性）の違い

	特発性	症候性
年齢に関係して発病	密接	密接〜無関係
てんかんの家族歴	良性てんかん	ありうる
病因	なし	ありうる
発病前の発達	正常	正常〜遅滞
神経学的異常	なし	ありうる
知能障害	なし	ありうる
画像診断	正常	正常〜異常
基本となる脳波活動	正常	異常
治療効果	良好	一様でない

（八木和一ら：てんかん．世界保健通信社，大阪（1992）を改変）

以下よりてんかんおよびてんかん症候群についてそれぞれ解説をする。また，そのなかで代表的なものについては簡単に説明を加えた。

局在関連性（部分性，局在性，焦点性）てんかんおよび症候群

局在関連性てんかんおよび症候群は，発作のはじまりにみられる症状やさまざまな検査の結果，脳の一部から発作が生じることが明らかなてんかんである。発作間欠期（発作を起こしていない時）の脳波検査では必ずではないが脳の一部にてんかん性脳波異常が確認できる。病因から特発性，症候性，潜因性の3つに大別される（表6）。局在関連性てんか

んおよび症候群にみられる発作は当然ながら単純部分発作，複雑部分発作そして二次性全般化発作である。

表6　局在関連性てんかんおよび症候群

1. 特発性（年齢と関連して発病する）
   - 中心・側頭部に棘波をもつ良性小児てんかん
   - 後頭部に発作波をもつ小児てんかん
   - 原発性読書てんかん
2. 症候性
   - 側頭葉てんかん
   - 前頭葉てんかん
   - 頭頂葉てんかん
   - 後頭葉てんかん
   - 小児の慢性進行性持続性部分てんかん
3. 潜因性

特発性局在関連性てんかん

　脳波では焦点性（脳の一部）に棘波などのてんかん性脳波異常が確認できる。それによって部分発作をみるてんかんであるが，そのような部位に確認できるような明らかな病変はみられない。知的障害もみられず，神経学的にも麻痺や言語障害などといった異常を普段はみない。特発性局在関連性てんかんの代表は中心・側頭部に棘波をもつ良性小児てんかんである。

中心・側頭部に棘波をもつ良性小児てんかん　3〜13歳で発病するが，9歳前後が多い。発作の頻度は少なく，高校入学前後には脳波も改善する。治療の有無にかかわらずやがて発作は消失するので薬が不要なこともある。発作は睡眠時に多く出現する顔面の片側のけいれん，ひきつりやそのための発語の困難，口のなかのしびれ感，よだれが出るなどが特徴で，二次性全般化発作を起こすことも少なくない。発達は正常である。脳波では発作間欠期に中心・中側頭部に棘波が反復してみられるが，睡眠で目立って多くなる。棘波の出現を除けば背景となる脳波の活動に異常はない。

症候性局在関連性てんかん

　脳における病変部位の違いによって側頭葉てんかん，前頭葉てんかんなどに分けられる。画像検査にて病変部位の異常を確認できることが少

なくない。年齢との関連性はない。しかし成人になって発病するてんかんの多くを占めている。

側頭葉てんかん　小さい頃に熱性けいれんを経験していることが多い。発作は単純部分発作，複雑部分発作や二次性全般化発作あるいはこれらの組み合わせである。発作の頻度は多くても月に数回ほどが一般的である。単純部分発作の症状としては腹部上部の不快感や吐き気などの自律神経症状が多い。これは側頭葉から発作がはじまることを示している。発作間欠期では側頭部に棘波などのてんかん性脳波異常をみることが多い。

前頭葉てんかん　発作は単純部分発作，複雑部分発作や二次性全般化発作あるいはこれらの組み合わせである。側頭葉てんかんと比べて発作を起こしている時間は短い。しかし発作の回数は多く，しばしば日に数回くり返す。二次性全般化発作に至りやすいのも特徴である。発作間欠期では前頭部にてんかん性脳波異常をみるが，出現に乏しいことも少なくない。単純部分発作の症状としては，身体一部のけいれんや発語困難，その他いろいろな症状が出現する。

全般てんかんおよび症候群

　全般てんかんおよび症候群にみられる発作は全般発作である。全般発作は異常な興奮が脳全体をはじめから巻き込むので初期より意識障害をきたすのがほとんどである。病因から特発性，潜因性あるいは症候性の3つに大別される（表7）。

特発性（原発性）全般てんかん

　特発性全般てんかんは遺伝的素因が唯一の考えられる病因である。よって予後は良好である。神経学的異常もみられず，知的障害もない。年齢と関連して発病することが多い（年齢依存性てんかん）。特発性全般てんかんにみられる発作は強直間代発作，定型欠神発作，ミオクロニー発作に限られる。

小児欠神てんかん

　ピクノレプシーとも呼ばれる。特発性全般てんかんの代表である。3〜12歳の間，とくに6〜7歳で発病することが多い。女子に多く，家族歴では高率にてんかんがみられる。発達は正常で神経学的に異常はみられない。発作は頻回に起こる定型欠神発作で，突然にはじまり突然に終

表7 全般てんかんおよび症候群（主なもののみ）

1. 特発性（年齢と関連して発病する）
● 小児欠神てんかん（ピクノレプシー）
● 若年欠神てんかん
● 若年ミオクロニーてんかん
● 覚醒時大発作てんかん
● その他の特発性全般てんかん
2. 潜因性あるいは症候性
● West 症候群（点頭てんかん）
● Lennox-Gastaut 症候群
● ミオクロニー失立発作てんかん
● ミオクロニー欠神てんかん
3. 症候性
1）非特異的病因
● 早期ミオクロニー脳症
● サプレッション・バーストを伴う早期乳児てんかん性脳症
● その他の症候性全般てんかん
2）特異的症候群
● てんかん発作がみられるさまざまな疾患が含まれる。

わる。脳波では発作の時，発作間欠期ともに両側同期性，対称性の3Hz棘徐波複合を示す。この棘徐波複合は過呼吸をおこなうと出現しやすいのが特徴である。この棘徐波複合の出現を除けば背景となる脳波活動は正常である。薬は有効で予後は良い。

潜因性または症候性（続発性）全般てんかん

　脳に明らかに瀰漫性の病変がある，あるいは病変が推定され，全般発作がみられるてんかんである。したがって，神経学的異常や知的障害が一緒にみられることが多い。予後は一般に不良である。代表は West 症候群と Lennox-Gastaut 症候群である。

West 症候群（点頭てんかん）

　自分の子にみられた奇妙な発作を英国の小児科医 West が最初に記載したためにこの名がある。生後1年以前の乳児期に発病する。発作は瞬間的な強直けいれんで，突然に首を前屈してこくり，こくりとうなずく

ようにみえるために点頭発作とも呼ばれる。発作の回数は極めて多く，一度はじまると何回も反復して出現する。これをシリーズ形成という。そしてこのシリーズを1日のうちに何度となくくり返す。発作間欠期の脳波では高振幅の徐波，棘波などがまったくバラバラに，そして広汎性に出現する高度の律動異常がみられ，この脳波像をヒプサリスミアと呼んでいる。発作時の脳波ではヒプサリスミアとは違った脳波像となる。予後は一般に悪く知的障害をみる。次のLennox-Gastaut症候群に移行することも多い。

Lennox-Gastaut症候群

　2～6歳までに発病することが多い。発作は多彩で，強直発作を主に非定型欠神発作，脱力発作，強直間代発作などをみる。発作間欠期脳波では瀰漫性に不規則な遅棘徐波複合（3Hzに至らず1.5～2.5Hzと遅い）がみられる。睡眠ではラピッドリズムといって10～20Hzの速い律動をみる。予後は一般に悪く知的障害の合併を多くはみる。

症候性全般てんかん

　病因の明らかな全般てんかんである。このなかには2つの症候群が含まれているが，実際にはこれ以外の症候性全般てんかんが多い。

焦点性か全般性か決定できないてんかんおよび症候群

　部分発作と全般発作の両方をもち，脳波検査によっても焦点性と全般性のてんかん性脳波異常の両方がみられる場合では焦点性，すなわち局在関連性か全般性かを決定することはできない。このなかには4つのてんかんが入れられている。また，発作のはじまりが焦点性か，全般性かを決めかねるような場合も同様である。

（中山）

第1部
てんかんを理解する
一般的なこと

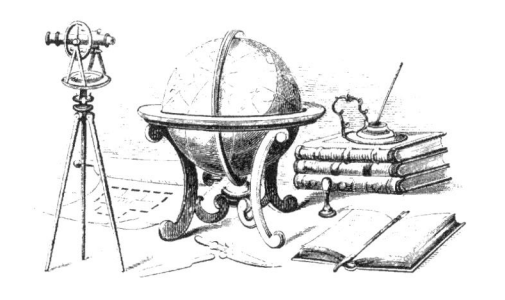

てんかん治療に
かける想い
「生活の質」を高めるために

　てんかんの治療は発作をなくすことだけではないことは，十分理解できていると思う。しかし，やはりわが子が，同胞が，目の前で発作を起こすのを見ると，何とか発作が起きないようにと願うのは当然である。そのために患者とともに暮らす家族は，いろいろなことを考え，行動し，さまざまな形で関わっている。

　初めのうちは治療，特に薬物治療の充実を図ることを目標にする。しかしその長い経過のなかで発作症状以外にも問題がみえてくる。発作は抑制されていても，いなくても病気が慢性に経過することには変わりなく，心配には限りがない。

　精神医学領域では，慢性に経過するものは，統合失調症（精神分裂病）や気分障害などがある。他の領域でも先天性疾患，自己免疫疾患，喘息，アトピーなど多くの身体疾患がある。それぞれその深刻さについては相対的に比較することは無意味であるが，自分たちが関わっている病気は特に重く感じることが多い。それぞれの病態や病因，また治療薬などに直結するものではないが，慢性に経過する疾患とどのように直面し，関わっていくかという研究は数多くある。そのなかで家族の問題は大きな課題である。

　しかし，てんかんと家族研究は他の領域に比べて盛んであるとはいいがたい。そこで本書では，家族の果たす役割にも視点をあわせ，てんかんとともに生きること，その「生活の質（QOL：クオリティ・オブ・ラ

イフ)」についてご一緒に考えていきたいと思う。
　まず,「生活の質」の指標をあげてみよう。限りなくその要素はあるが,ここでは次に5項目をとりあえず提案したい。

　　1) 就学
　　2) 就職
　　3) 結婚
　　4) 出産
　　5) 個人および社会活動

　はっきり言ってどれも難しいテーマである。しかし実際にはどうであろう。筆者の臨床経験では,てんかんの方のこれらを指標としたQOLは必ずしも悪いとは思っていない。またてんかん発作の抑制状況とQOLの高さとは,必ずしも一致していないのである。すなわち発作はあるがこのすべてを満たしている方はたくさんいる。その一方で発作は抑制されているのに,QOLがあまり良くない方も結構いる。その意味することは何なのだろうか。一般に考えられることとして知的能力,合併症,精神症状などQOLに大きな影響を及ぼす可能性のある要素がたくさんある。
　そこでここでは,むしろこれらの,どうしようもないと思われがちな要素をもっている方の家族にスポットを当ててみることにする。このようなハンディキャップをもっていると,家族はまず,欠けている能力をカバーすることにエネルギーを投入する。異論もあろうと思うが,ここでは問題提起のために,多少極端な表現をすることを許していただきたい。たとえば言語能力がおとる場合は,かわりにしゃべる,行動がスローな時に先回りをする,いつも行動を観察し関わってしまう,年齢に関係なく子ども扱いするなど,家族が表出するさまざまな反応,主に感情に関係した特徴がみられる。この問題を家族の示す「感情表出」と呼ぶ。この状態は家族がてんかんの方のQOLに大きく影響を及ぼしている可能性があると考えられる。この観点の研究は統合失調症の再発の研究で知られるが,筆者はてんかんをもつ方と同居する家族の「感情表出」にも注目している。
　その評価の骨子は,てんかんをもつ方に対する「批判的な言辞」「肯定

的な言辞」「情緒的巻き込まれ過ぎ」「暖かみ」および「敵意」の5つである。

　このなかでも「情緒的巻き込まれ過ぎ」は過干渉，自己犠牲的，献身的行動によって表出する。このことはてんかんの方のQOLにすさまじく，影響を与えることは容易に理解できるが，どうしようもなく訂正不能なことが多いのである。しかしその一方でこのような家族は愛すべき，より人間的家族ともいえることを付け加えておきたい。

　このような関わり方を改善するにはどうすればいいのか。実際なかなか困難であるが，「情緒的巻き込まれ過ぎ」以外については「家族教室」などでの知識の体得や，「問題提起と解決法」として「家族ワーク」としてとらえていくことで成果があがるのではないかと考えている。一番の問題である「情緒的巻き込まれ過ぎ」については，なかなかむずかしいのが現状である。この点については，本書のなかで少しずつ解き明かしていければと思っている。

（中山）

てんかんを診断するとき

　今回は診断をする時について少し話をさせていただく。というのも，てんかんと診断されれば長期にわたっての服薬を余儀なくされるのだから，たとえば発作をくり返す場合，その発作がてんかん性か非てんかん性かの最初の判断がきわめて重要であり，もっとも慎重を期さなければならないことは疑いないからである。

　てんかんの定義はご存じと思うが，脳から起こるくり返す発作を特徴とするものであるから，診断にあたっては脳波検査で脳の機能異常（**てんかん性異常波**）を確認するとともに発作がてんかん性であることを確認することになる。ところがこれらのどちらかしか確認できないということが少なからずある。つまり，てんかん性の脳波異常が確認できなかったり，発作がてんかん性と考えられなかったりということである。そんな時，治療者はどのようにするのだろうか。まず，てんかん性の脳波異常がみられても，てんかん性の発作がみられない時は当然ながら治療の対象にはならない。発作がなければ単なる脳波異常ということだけであって，てんかんという病気ではないからである。ただし，実は発作があっても，たとえばひどく短い欠神発作などでは，本人にその自覚がないということがあるので，注意が必要である。あるいは周囲に気づかれないような発作であるかもしれない。このような時は，脳波とビデオの同時記録を行い，持続性に出現する脳波異常にともなって発作らしいものがみられるかどうかを確認することになる。そんなことがなく，脳波異常

だけであれば一般的には治療はしない。ただし，医師によっては予防的な意味で服薬を勧めることがあるかもしれない。確かに経験的に突発波（際立って突出した波をいい，てんかん性異常波もこのなかにある）であっても，放っておいてよさそうなものと，放っておいたら危ないのでは，と思うようなものとがある。何かの機会に検査をして発作がないのに服薬を勧められたら，その理由を主治医から十分説明してもらう必要がある。時には**セカンドオピニオン**という方法もあるかもしれない。ちなみにてんかんの既往のない人でも，0.5～4％にてんかん性異常波がみられるといわれている。

　さて，逆にてんかん性の発作と思われる症状があって，脳波異常が確認できない場合はどうだろう。発作の時にちょうど脳波検査を受けてでもいたならば診断は容易であるが，そんなにうまくことは運ばない。こんな時にはおそらく何度か脳波検査を行って，異常波の出現の有無を確認することになる。というのも，1回の脳波検査でてんかん性異常波が認められる率は，成人のてんかんの方では40～50％といわれているが，さらに脳波検査をくり返し行うか，睡眠時の脳波をとるとてんかん性異常波の出現率は70～80％まで上昇するといわれているからである。ただし5回検査を行っても所見が得られない場合には，以後の検出率の上昇は期待できないとされる。つまり，てんかん性の発作と思われる症状があって1回目の脳波検査で異常が見つかるのは40％ほどで，見つからない場合，5回検査をくり返せばてんかん性異常波の出現は70％まで上昇するということである。

　時間はとってもこのような波が最終的に確認できるならば診断は楽なのだが，ところが脳波を判読しているとさらに悩むことがある。それは突発的に出現する波形であっても，①てんかんとの関連性が低いものや，②てんかん性と考えるにはちょっと無理があるのでは，というような波もしばしばみるからである。それでも，①についてはどんな波がそうなのかが前述のように経験上，あるいは教科書的にも多少わかっているのでよいのだが，②はそういうわけにはいかない。おおごとである。②をどのように判定したかによって治療の必要性の有無が決まるかもしれないからである。このような場合，筆者はてんかん性異常波である棘波，鋭波などでなく棘波様，鋭波様などと「様」をつけて記載することがあ

る。つまり脳波の上ではまったく問題ないわけではないので記載は必要なのだが，だからといって，てんかん性異常波としてしまうには抵抗がある場合である。判読の依頼を出したのにこれではどっちかわからないとのお叱りを受けるかもしれないが，幸いそのようにいわれたことはない。しかし，脳波の判読ではこのようにあいまいにならざるを得ないことが時おりある。それは脳波は個人差が大きく正常といってもその範囲はかなり広く，たとえば，尖鋭な波形があって記録のその部分だけをみれば一見問題なようにみえても，全体からみると際立ったものでなく，その人本来の脳波の一部と考えられ，病的なものとは思えないものがあるからである。だから，てんかんとの初期診断にて治療を始めても，その経過が典型的でなかったり，脳波に疑問がある時などは，あらためて主治医にその点についてゆっくり話し合う機会をもってもらうとよい。診断と治療を見直すことが時として必要かもしれない。

（須江）

検査について

　検査はどのようなものであれ，患者さんにとって負担を与えるものであろう。特にてんかんの診断や治療効果の判断に欠かすことのできない脳波検査は，安静を要するし，前夜から緊張したり，さらに検査後は頭皮に付着したペーストによって頭髪がベタベタしたり，等，痛みはないものの大変な検査の部類に入るのではないだろうか。今回はてんかんと診断された後に治療経過をみるための脳波検査について，加えてその他の検査の必要性について考えてみたい。

　治療経過をみるための脳波検査は，時期によって3段階に分類することができる。

① まずは治療の初期段階であり，薬物療法の効果をみる大切な時期である。選択された薬剤が有効か否かを発作症状のみでなく脳波所見からも判断できる場合がある。薬物療法によっても発作頻度が不変であったり増加する場合には，脳波検査を度々行い，その結果を踏まえて薬の有効性を十分に検討し薬物調整をする必要がある。
② 次に治療の維持段階である。抗てんかん薬の適剤と適量がほぼ決まり，発作頻度が減少したり消失した時にも定期的に脳波検査を行わなければならない。なぜなら，一般に発作が消失して

も，てんかん性脳波異常が消失するまでにはしばらく時間がかかるからである。てんかん性脳波異常の改善には個人差があり，発作は消失していても脳波異常のみ10～20年以上残存する方，逆に発作消失の前に発作間歇期の脳波所見が正常となる方もおられる。そこで1年に1回は定期的に脳波検査を行い，脳波所見の増悪はないか，改善の程度はどうかを調べ，薬物調整が必要かどうかを検討する。

ところで，この1年に1回というのはあくまで目安であり最低限それくらいの頻度では行っていただきたい，というニュアンスである。筆者の外来では，維持期にはこの頻度で行っている方がもっとも多く，患者さんにも「そろそろ1年経ちますから検査を受けていただけますか？」という具合で勧めるとスムーズにいくことが多い。それぞれご自分が1年のうちで検査を受けやすい時期があるようで，「夏休みなら」とか「暮れの前なら」，「覚えやすい誕生月に」というように決めていただけると忘れないし行いやすいように思う。たとえば10年以上発作も脳波異常もないような方は二，三年おきにすることもある。なかには毎回「また今度」とか「どうせ検査しても毎回変化がないので」と断られてしまい，治療者側もそれ以上強要できぬまま数年経過してしまうケースもある。そのような時は時期をみて，「将来，服薬をお止めになる時の判断材料として長期間のデータが大変重要です」と説明し，納得されたら検査していただいている。

正常，異常という判定結果ももちろん大切であるが「何年前より変化がなかった」という事実や「異常所見が変化した」という事実も病態を考える上で大変参考になる。

③最後は治療の終了段階である。発作が完全に抑制され脳波異常がみられない状態が続いていれば服薬終了の可能性がでてくる。これもあくまで目安であるが，発作が3～5年以上なく，てんかん性脳波異常が2年以上なければ服薬終了のひとつの目安になるといわれている。もちろん各々の発作型や症候群，発作の頻度によるし，就労されていて職場には伝えていない場合など

は定年まで服薬を続けたいと希望される方も少なくない。薬物の減量中にも脳波検査を行い，服薬終了後にも1～2年に1回は脳波検査をするとより安全であろう。

　それではその他の検査の必要性についてはどうであろうか？　診断の初期段階では脳に何らかの器質的病変，つまり脳腫瘍，血管の奇形，脳の炎症や形成異常，頭部外傷や脳卒中後遺症などの存在も念頭に置き，頭部画像診断を行う。画像診断は，てんかんが進行性か否かを判断するのに役立ったり，てんかん外科手術の適応を決める際にも大変重要であり，欠かすことのできない検査である。頭部像診断には磁気共鳴画像（MRI），コンピュータ断層法（CT），シングル・フォトン放出断層撮影（SPECT），ポジトロン放出コンピュータ断層撮影（PET）があり，なかではMRIがてんかんの脳の構造上の異常を見いだすのにもっとも多く用いられている。先日，複雑部分発作と思われる患者さんに脳波検査とMRI検査を施行したところ脳腫瘍が発見され，画像検査の重要性を改めて痛感した。

　検査は，あまり神経質になってやりすぎてもいけないが，さまざまな検査によって得られる情報量は計り知れず，維持期で安定した方であっても，健康診断や人間ドックのような感覚で，定期的にご自分の状態をチェックされることをお勧めする。

（高橋）

偽発作の意味するもの

　「てんかんに随伴する精神症状」は，何度専門書を読んでも理解が難しいテーマである。症状学的理解は精神科医にとってはそれほど困難ではない。しかし発作との関連性から解釈することは非常に難しいことである。歴史的にみても，その分類や考え方は大きく変化していることから，いかにこの領域の研究が混乱してきたかがわかる。

　現在は単純に「発作性」，「発作後」，「挿間性」に分けているが，臨床的にはそんな生易しいものではない。本人や家族から精神症状を聞いても，発作との関連の観点でみると，すっきりと鑑別することが難しい。唯一，この分類とは別にいわゆる**「慢性てんかん精神病」**であるかどうかは，誰にでもわかる。しかし，特に挿間性精神病と考えられる症状のとらえ方は専門家でも混乱することがある（少なくとも私は時々混乱している）。

　さて，今回はそんなわけで精神症状については，十分に解説する能力がないので，「てんかんに随伴する精神症状」の領域のなかで重箱の隅（？）に置かれがちな「偽発作」について述べる。私があらためて「偽発作」に注目する理由がある。ここ十年来，精神科臨床は大きく変わった。そのなかでいわゆる以前「内因性」と呼ばれていた精神障害より，人格水準の問題を持っている方が精神科の外来も病棟も占拠するようになった。その人たちの示す症状は多彩であるが，多くは「リストカット」，「過量服薬」，「摂食行動異常」，「抑うつ」，「自他に対する攻撃感情」な

どが特徴である。その他「解離症状」がよくみられる。「解離症状」とは葛藤や欲求不満を解消するために意識の狭窄や人格の統合ができない状態である（解離型）。これは運動障害をきたすこともある（転換型）。幼児語でしゃべったり，反応しなくなったり，けいれんが出現したり，身体を支えることができなくなったりする。まさにてんかんとの鑑別が重要になるのである。これらを示すと，多くの場合は**解離性障害**とされる。

　本来，偽発作とは，てんかん発作に類似した非てんかん発作のことである。これはてんかんでなくても生じると定義されているので，少し混乱する。しかし精神医学の観点で考えると，偽発作の多くは解離症状としても説明できるようである。実際には臨床場面で真の発作と偽発作の鑑別が困難なため，難治性てんかんとして扱われていることもある。例を2つあげてみよう。

　てんかんであることをきちんと理解してもらって結婚した30歳のAさん。無事二人のお子さんにも恵まれた。夫の両親が工務店を営んでいて，夫もその店を手伝っている。両親が高齢になってきたので，同居することとなった。子どもの面倒もみてくれるということで，Aさんは店の手伝いをするようになった。ある日お姑さんから仕事の段取りのことで注意を受けた。それ以来ここ5年間発作がなかったのだが，2週に一，二度の発作が起きるようになった。発作は仕事中や家族で食事をしている時が多いようである。うずくまるような動作や，急に動かなくなったり，ボーッとして動きまわったりする。いわゆる意識減損発作様のもうろう状態のようであった。多少抗てんかん薬の調整をしても発作には影響がない。本人，家族の希望もあって検査入院をした。予想に反して発作が頻発し，また閉鎖的環境に適応できず本人から強い退院希望が出された。脳波検査により「偽発作」との判断ができたため，実家でひとまず休養をとってもらうことにした。実家にはまだ両親が健在であった。まったく治療薬の変更は行わなかったが，実家に戻ると，発作は潮が引くように消失した。しかし，現実的には別居は困難な状況である。現在，夫とその両親にてんかんについての話を少しずつして今後の対策を考えているところである。

もう一つ別の事例。結婚自体の問題である。Bさんのお母さんが来られた。「お見合いの話があるが，病気のことを隠していいか」，よく昔はこのような質問を受けた。最近はあまりなくなった。多くの方がきちんと病気の話をして理解してもらい結婚する時代になってきた。Bさんも発作は3年以上ない。少量の抗てんかん薬のみで，脳波も正常化している。この話が出て，Bさんは久しぶりに発作があった。大発作のようであった。とりあえずお見合いをすることになったようである。Bさんの好みではなかったようで，自ら断ったという。Bさんと面接したら，病気のことをきちんと理解してくれる人を探すと元気そうに話していた。この時みられた発作が偽発作かどうかはわからないが，その後，発作はない。

　「偽発作」と「解離症状」をあわせて論ずるには，少し勇気がいる。それは「偽発作」という呼称にも問題があるといえよう。時に「心因発作」ともいい，また解離症状としてとらえることによって人格反応としての「偽発作」を考える必要がある。しかしパーソナリティ障害の一部の方が示すような解離症状のように，複雑な人格構造，水準，特異的な病理性を示すような方はあまりいないように思われる。むしろ個人の力量に合わない仕事や環境に対する，病的な意味よりむしろ適応していくための心理反応として生じていることが多いように思う。ことばで説明できないもどかしさ，理論的に考えをまとめられない混乱状態，貢献できないことへの自責感などが「偽発作」を形成しているのではないだろうか。これは単純なようで実はとても本人にとってストレスなのである。「偽発作」，「心因発作」という呼称のために，家族はさらに重要な問題でないような錯覚に陥る。
　薬物療法の発達はこのような症状の解決を棚上げにしてきた。症状を押さえ込む医療ではなく，発症のメカニズムの観点の医療が重要である。しかし，残念ながら現在の医学ではその病因を見いだすには至らないものがたくさんある。てんかん発作の病因よりは偽発作のメカニズムの方がまだわかると考えることもできる。抗てんかん薬治療以外のてんかん治療にはもっと肌理の細かい精神療法や家族療法が必要だと思う。

（中山）

偽発作をもつ意味

　偽発作ということばを聞かれたことがあるだろうか。最初にこのことばを記した治療者は「てんかん発作に類似しているが，てんかん発作に特徴的な突発性の脳波パターンを欠く」発作であると定義した。
　その後，偽発作と同義のことばがいろいろと用いられてきたが，意味は若干異なるものの，てんかん発作ではない（非てんかん性）発作ということで一致している。今回はこの偽発作について述べる。
　私の経験した患者を紹介しよう。Mさんは26歳の女性，4歳ころに全身けいれん発作が突然群発し，治まりが悪く入院となった経緯がある。このときの脳波検査で，てんかん性異常波が確認でき，服薬を開始するが，発作がときおり出現するようになった。また，知的発達の遅れが徐々に目立ち始めて，施設利用をしながら養護学校高等部を卒業している。
　Mさんの発作は，左手・腕から部分的にはじまるけいれんが，全身に拡がるものであるが，はじまりがわかり，けいれんとともに「痛い，痛い」と訴える。多くは途中から意識がくもり，ときに転倒する。このような発作が週に数回は出現し，激しいと日に何度もみられた。何回となく薬の調整を試みたが，大きな変化はみられない状況が続いていた。
　Mさんは，春先に特に発作が増加するといった印象があり，筆者は情動的な要因が絡んでいるのではと考えていた。施設では春先になると，人事異動で担当スタッフが変わることが毎年のようにあるからである。
　ある年の4～5月，やはりというか発作の頻度は増え，その日は発作

の様子は特に普段と変わりないながら，何度か群発してなかなか治まらず，意識の回復も遅いようだという連絡を施設よりもらった。

　当日の嘱託医であった精神科のＫ先生に対応をお願いして，事なきを得たのだが，その後，同じエピソードが数回あった。ある日，Ｍさんの対応について皆で話をしていた際，先日，対応をお願いしたＫ先生が，「本当にてんかん発作だろうか？」とふともらしたのを耳にした。Ｋ先生は精神療法を専門としていた。それで，情動的葛藤がてんかん発作に似た発作，すなわち偽発作（心因性の発作）を起こしているのではないだろうかと考えたわけである。

　その話を聞き私はハッとした。今までＭさんの発作のすべてをてんかん性と思っていたが，もしかしたらてんかん発作と心因発作とが合併しているのではないかと考えたからである。そうであれば，春先に発作が増加する理由が説明できる。しかし，情緒的に誘発される真のてんかん発作もあり得ることから，施設職員に発作頻発時の状況を詳しく聞いてみることにした。

　そうしたところ，発作の形はいつも大体同じなのだが，軽いけいれんをして一見もうろうとした状態をくり返すときには，何かしら情緒的に不安定となるような場面，たとえば新しい利用者とのトラブルや新人職員との関わりにおいて要求が満たされないような場面，新人の利用者に職員が手をとられているときなどにはじまるなど，心因性の要因の関わりが強く窺えたのである。しかも，反応の乏しい状況のなか，目で人を追うような様子があることも知ったのである。その他，いくつかの確認をして，Ｍさんが偽発作を合併しているであろうと確信した。外来にて発作の目撃ができる機会はなかなかない。それゆえ，もっと情報収集を詳しく行うべきであったと反省させられた例である。現在，職員間での対応を統一してＭさんの様子をみているが，全体的な発作の数は減っているとのことであった。

　偽発作は，心因的要因から起こる心因性の偽発作となんらかの器質的原因にもとづく器質性偽発作に区別できる。Ｍさんの偽発作は，心因的要因から起こるものである。偽発作の頻度は，てんかん外来患者の5〜20％を占め，てんかん発作をもつ患者の20〜30％は，同時に偽発作も共有しており，**難治てんかん**とされている。

Mさんの場合には、てんかん発作のはじまりが、本人にわかること、それゆえ偽発作も本来の発作と類似しているのかもしれない。Mさんの発作が無意識的なものか、意図的なものかといった議論は別として、心因性発作と見誤りやすい前頭葉起源の自動症などを知るがゆえに、こんな発作も起こり得るだろうと思ってしまう専門医のピットホール、そして、専門以外であるがゆえに、素直に「てんかん発作であろうか？」と疑問を抱くことのいずれもが、診断においては重要なことだと教えられた例であった。

　専門医の意見を訊くというセカンドオピニオンとは逆な意味で、重要性を教えてくれたように思う。

　なお、個人的には偽発作（心因的要因の発作）の特徴として心理的要因の強い関与——発作の開始が徐々で、ゆっくりであること、発作中の発声は泣く、わめくなど具体的であること、発作中に反応性がみえ隠れすることがあること、多少とも具体的な関わりをもつ人のなかで起こりやすいこと——などをてんかん発作との区別に重視している。当然、発作時脳波記録が判断に大切であることは疑いのないことである。

（須江）

てんかんと
性格についての話

　わたしたち精神科医が問診する内容のひとつに性格がある。扱う病気のいくらかでなり易い性格傾向があるとされているからであるが、昔、残念ながらてんかんがまったくの誤解から精神病とされていたころにも盛んにてんかんの性格について議論された時期があった。その特徴に関する記載は19世紀後半には出つくしたといわれるほどであったが、20世紀半ば～後半になるとその存在に否定的な意見が多くなり今に至っている。
　てんかん性格なるものがあるかどうか、今日でも意見は分かれている。が、個人的にはそうでない方はたくさんいるし、他の病気でも似たような性格の方はたくさんいるので、てんかんという病気と親和性があるというよりも、一部の方でいわれてきたような性格を窺わせる方がいるという程度ではないかと思う。
　今回は性格の話をさせていただくが、当然、生まれながらにと、育った環境や社会的影響などが加わって性格の基本はつくられるので病気そのものが特別な性格をつくるということではないことをお断りしておく。では、一部にみられる個性的な性格とは何かというと（もっとも関連がありそうだといわれてきた側頭葉てんかんについて述べる）、物事にかなりこだわり、そのためか時に迂遠となる。哲学的内容や宗教的問題に興味を抱きやすい。人としばしばぶつかってしまう。必要以上に物書きや描画をする、などである。性格および行動の特徴といった方がよいかもしれない。「人とぶつかってしまう」などは、短気と片付けることもでき

るが，哲学的，宗教的関心が高いので他人の行動や考えが許せないということもあるだろう。昔も同じようなことが多少いわれていたが，この特徴をより明らかにしたのはゲシュビントとその門下の人たちであった。ゲシュビントらはてんかん発作に悩んだドストエフスキーをその性格・行動特徴の代表として挙げ説明を試みているので紹介する。

　ドストエフスキーはご存じのようにロシアの文豪である。1821年にモスクワにて父親の勤める病院で生まれ，24歳の時に処女作『貧しき人々』が絶賛され，以後，いくつもの作品を発表している。しかし，18歳の時に父親が殺害されるという不幸を経験しており，28歳の時には革命思想家のサークルに加わるようになるが，これに関連した事件に巻き込まれて逮捕され，29〜33歳まで流刑されるという辛い体験をしている。

　初めてのてんかん発作は29歳の監獄でのことといわれる。治療法の乏しかったこの時代に彼は発作に悩まされながら作品を発表していくのだが，ゲシュビントらによると多くの小説に一貫するテーマは，哲学や宗教的色彩が濃いもので，いかに正しく生きるかに強い関心をもつあまり，実生活では，たとえば他人との議論では頑固に自説を主張し，嫌悪されたり，口論となってしまうことが少なからずあったという。また，彼は几帳面でこだわりも強く，妻は書斎の整頓にはかなり気を配っていたという。つまり，彼の性格・行動はゲシュビントらが挙げた特徴に一致するところが多いのである。物書きを必要以上にするという特徴は彼が偉大な作家であったという事実が証明している。

　さらに，ゴッホにも同じ特徴がみられたとされている。ゴッホは誰でも知る有名な画家であり，彼の病気についてはいろいろいわれているが，弟のテオに宛てた手紙や主治医の記載から，発作を患っていたことがわかっている。つまり，彼の時として説明できない行動は，実は発作に関連したもの，たとえば，もうろう状態によったものだった可能性が考えられるのである。ゴッホは1853年にオランダの牧師の家に生まれ，その影響か20歳ころには多くの時間を宗教書を読んで過ごした。結局はかなわなかったが，破れた夢を捨てきれず，再度伝道師を目指したこともあったという。しかし，その信念からか人とぶつかってしまうことがたびたびであった。21歳のころ弟に「またデッサンを始めた」と告げているが，37歳で亡くなるまで弟への手紙は600通以上，そして故郷に近い

ヌエメンに住んだ2年間で油彩と素描を380点余りなど，晩年の数年間で800ほどの作品を創作しており，必要以上に物書きや描画をするという行動特徴がみえる。哲学的，宗教的こだわりとともに描画に対する強いこだわりがあったといえるかもしれない。

　以上，てんかんをもつ方の一部にみられるという性格・行動特徴に触れた。なぜあえて書かせていただいたかというと，ゲシュビントらが挙げたような性格が一部の人に特徴的とするなら，物事にこだわり（几帳面？），短気？　な面を短所とするか長所とみるかは人それぞれとして，ある意味で正義感が強いこと，そしてこの性格特徴をもつ方は創造性が豊かだということをいいたいがためである。心当たりがある方は自分の性格・行動を見直してみてはどうだろう。人間関係をより良くするとともにQOLの向上につながるかもしれない。ただし，前述のように一部の人でしかみられない特徴なので作家をすすめるといった話ではないのであしからず。

（須江）

てんかんに付随する重症度

　先日，**知的障害**をもつ方のガイドヘルパーを希望する方々に医学的立場からお話しする機会があった。知的障害は何かに始まり，**自閉性障害**を含む**広汎性発達障害**，行動や情緒障害の話であったが，てんかんを合併する方も少なくないので，3分の1はてんかんの話をさせていただいた。話しながら，知的障害をもつ方では**単純部分発作**，これが前兆であっても訴えるのは難しいだろうが，そもそも発作をどのように認識しているのだろうかとふと考えた。知的障害をもたずとも小さい子では，前兆があっても自覚が足りなかったり，しばしば視覚発作における表現の難しさがその例としてあげられるが，それをうまく伝えることができず，そのため周囲はその意味の重大さに気づかないことがある。成人であっても前兆の後に続く意識消失によって健忘を生じ，前兆の内容までさかのぼって忘れてしまい，発作の自覚ができない方や，大きな発作があっても意識障害のために受傷でもしない限りその重大さがわからない方もいる。

　そういえば，かなり高齢になって発作が出現し外来を受診した方がいたが，本人に自覚はなく，家族はしばしば急に反応が乏しくなって，ボーッとして上の空で話を聞いているので，それがてんかん発作とは思わずに，認知症の始まりではないかと心配して当方を受診させたという方がいた。家族の心配をよそに本人は何ごとかときょとんとしているのである。

その一方でたまたま起こった些細な心身の異常を発作と関連づけて，大きな発作が起こるのではないかとひどく心配する方や，自ら「(前)・前・前兆」と位置づけて，つまり前兆の前にさらに「前」がついてとても発作とは考えられない，あるいは仮に前駆症状といって発作そのものではないが，発作の前にまれにみられるものと考えたとしても，さらにその「前」があって，あまりにも発作にとらわれすぎているのではないかと思われるような方もいる。
　何をいいたいかというと発作に対するとらえ方は千差万別であり，発作の自覚が乏しいために無頓着な方がいる一方で，発作とは無関係な症状までとらえてすぐにでも大きな発作が起きてしまうのではないかと気をもんで，日常生活に支障をきたしているような方もいる。
　なかにはＴさんのようなケースもある。つまり，発作の頻度，型というものさしでは測れない病気に対するさまざまなとらえ方と，それに影響された生活があるのである。てんかんに付随する生活上の重症度とでもいうのだろうか。
　Ｔさんは40歳はじめの方である。11歳の時にけいれん重積にて発症した。以後，全身けいれんにいたる発作が時おりみられるようになった。前兆とは思われないが，数時間におよぶ頭痛が発作の前にはよくあって本人を悩ませたという。病名の告知は受けなかったが，中学校時代には発作というものが自分にあるということは自覚していた。両親から服薬はきちんとするようにとよくいわれたが，根性で治せると思っていたので，なぜ服薬が必要なのかと反発する気持ちがあったという。
　しかし，高校時代になると自分はてんかんではないかとうすうす気づくようになった。それで困ったのは部活の合宿などでの服薬であったという。なぜ服薬するのか問われるのが嫌で服薬は隠れてしていた。大学時代に将来希望する仕事が抗てんかん薬を服用している者にとって適格でないことを知り，現実を知ることとなったが悩んだ末，病気は伏せて就職活動を行うことを決め就労した。本人はこのころまでは多少の辛さはあったが発作は稀であったので，病気をひどく意識することはなかったと述懐する。しかし26歳の時に初めて人前で発作を起こし，取り巻く大勢の反応から否応なく意識せざるをえなくなったという。だからではないというが結婚には消極的であった。28歳の時に知り合った夫から結

婚の話が出た時に，てんかんという病気であることを打ち明けた。包み隠さず話すというよりも，結婚をあきらめてもらうためだったという。それでも夫の理解で結婚をしたが，以後，本人を悩ませるのは病弱な義母に発作のことを内緒にしていることという。

　発作は結婚後徐々に増え，全身けいれんばかりでなく時おり意識減損発作もみられるようになり，36歳の時に当方に転院となった。現在，全身けいれんはなくなり意識減損発作もかなり減ったが，代わってここ数年間は以前からの頭痛がしばしば数時間にわたって出現したり，しばしば自分ではどうにもならない名状しがたい考え（場面？）がひどい恐怖感をともなって突然にわき出し，それがくり返している。その恐怖をこらえることに精一杯で外出もままならず，日常生活にかなり支障をきたすようになっている。食事の支度はできないことが多く妻として何もできない自分にいらだったり，自分をひどく責めて抑うつ的になったりをくり返す日々である。突然の恐怖感は精神発作ではないかと思えるのであるが，発作型としては小さいものの社会生活にまでおよんで，たびたび支障をきたすこのような方のてんかんに付随する重症度はどのように把握したらいいのだろうかとしばし考えるのである。

（須江）

高齢における
てんかんについて

　てんかんの発病率が乳幼児期に高いことは，よく耳にされると思う。以後，発病率は50歳ころまでは加齢とともに減少するのだが，その後は再び増加することがわかっている。先日，高齢化がニュースで取り上げられていた。そこで，高齢の方のてんかんの特徴について述べようと思う。高齢者のてんかんについて述べる場合には，若年で発病し，高齢に至っている方と高齢になって発病した方の2つに分ける必要があるが，特に断らない場合は両者に共通した事柄と考えていただきたい。さらに高齢とは何歳以上をみなすかの問題があるが，ここでは50歳以上——いまどき50歳が高齢とはけしからんとお叱りをうけそうだが——を高齢とみなすことにした。では，これまでの報告をもとに高齢てんかんの特徴を整理してみよう。

　発病率の男女比では男性が多く，男性はてんかんの原因としての脳血管障害の危険性が高いなどが理由である。思春期までは年齢に関連して発病する特発性てんかん，つまり病気の原因としてせいぜい素因が考えられるてんかんの割合が少なくないのだが，成人期以後は原因が明らかな症候性のものが増加し，通常，成人期以降は特発性てんかんの発病はみられない。これは高齢に至っても同じで，その病因としては脳血管障害がもっとも多く，60歳以上では病因の3分の1～2分の1を占めるという。次いで脳腫瘍，外傷性病変などの順である。脳の一部の障害がてんかんの原因となることが多いので，高齢で発病するてんかんのほとん

どは局在関連性てんかん，つまり部分発作をもつてんかんである。
　そして二次性全般化，つまり全身けいれんに至る発作の頻度は減少するといわれている。それは若いころは全身けいれんが主であったとしても，30〜40歳代になると全身けいれんまでには至らず，その手前の複雑部分発作といって意識を失う発作で終わるようになることが多いのである。この複雑部分発作は高齢では**身振り自動症**をともなうことが少ないともいわれる。身振り自動症は発作の途中から終了にかけて現れる無目的な行動やしぐさのことだが，この動きがみられないために周囲には反応の乏しさだけを印象づけてしまうことがある。
　また，発作のはじまりを自覚できても，その後意識消失してしまったために発作直前の出来事をもさかのぼって忘れてしまっているということもある。家族は物忘れ，上の空といった状況から認知症のはじまりではないかと心配するといったことが起こるかもしれない。また，さらに意識を失わない単純部分発作も50歳代には増加するとの報告がある。これは高齢（加齢）にともなって徐々に発作を起こす勢いが弱くなっていることを物語っているようである。高齢になってはじめての発病の方においても同じことがいえる。なお，若年期発病の全般てんかんの方で高齢になられている方の場合を考えてみると，特発性の全般てんかんの方に限れば，いまだしばしば発作が起こっている方は例外的なはずである。この多くの方は発作は抑制されたが念のため服薬されているか，すでに治療を終結しているのではと思う。そして高齢発病の場合には，発作予後は比較的良好という報告が少なくない。治療経過はよいということである。特に原因が明らかでしかもその原因が非進行性であるものはよいといえる。たとえ若いころの発病で，なかなか発作の抑制が難しいようにみえても適切な薬物療法を行うこと — これについては医療者の努力すべきところであるが — によって，高齢者では比較的短期間に発作を改善しうる可能性が高いといわれている。おそらく高齢に至ると病勢が衰えることも好転の大きな理由と考えられる。あきらめずに治療を続けることが大切である。あと，服薬の注意点として，薬剤に対する反応が若い人とは異なるということである。高齢者の場合には若年の方と同じような増量ペースや服用量にしてしまうと過度の鎮静が現れたり，反応が鈍くなってしまったり，記憶に影響を及ぼすなどが現れやすい。高齢

になるとどうしても体内脂肪が多くなってしまうので，そこに薬剤が溜まってしまったり，薬剤を代謝したり，排泄する能力の低下がみられるために，なかなか薬剤が排泄されずに薬剤の濃度が予想以上に高くなってしまうということが起こりうるからである。加えて，高齢では循環器や呼吸器系の余力も低下しているので薬物の効果を強めてしまう可能性がある。

　したがって，治療はゆっくりと慎重に行わなければならない。もしも，鎮静などが強く現れればQOLの悪化を招き，ふらついて転倒でもすれば，骨折の危険さえある。骨折による日常生活の制限はその他の病気をさらに招くことになるかもしれない。だから，高齢に至ったらよりこまめに薬剤の濃度をチェックしてもらうことが大切である。

（須江）

脳を鍛えよう！

　最近は政治のニュースにも景気回復への経済政策の実施など，喜ばしい話題が登場する反面，ふと現実に目を向けるとわれわれの日々の暮らしに直結する税金や年金の不安が浮かび上がってくる．特に高齢化社会における年金，介護福祉問題は今後ますます厳しい状況になるであろう．
　人口の20％以上が65歳以上の高齢者で占められ，そのうち7％前後に認知症が生じるとされる昨今，21世紀の重要なテーマともいうべき「脳の高齢化」つまり認知症について今回は考えてみたいと思う．今回はてんかんから少々逸脱するが，認知症について簡単に説明する．患者さんのQOLを考える場合，その周囲のご家族の健康状態や介護の必要の有無なども重要なポイントとなることが多いため，てんかんの方はもちろんのことそのご家族や親戚の方々にも少しでも参考になればと思う．
　てんかん患者さんの診察場面でも「最近物忘れが気になります」という訴えを時々耳にする．多くは年齢相応と判断され，日常生活に支障がなく治療の必要もない方々である．しかし，なかには発作症状としてぼーっとするなどの意識障害があって，その間の記憶が途切れることが原因と考えられる方もおり，注意が必要である．てんかんと認知症の関連については不明な点が多く，未だ研究段階であるが，発作そのものが脳に与える影響や抗てんかん薬の副作用によって認知症になりやすいという報告は，あまりなされていないようである．
　最近では**認知症**という疾患名が一般的になったが，長年，痴呆症ある

いはボケと呼ばれていたこの病気にはどんな特徴があるのだろうか？　加齢により脳の働きが鈍くなることと何が異なるのだろうか？　認知症の定義は「一旦獲得，成立した知的機能に欠損が生じ，それまで可能であった日常生活に支障をきたした状態」である。具体的には，①短期あるいは長期記憶障害，②思考・判断・言語・行動・認知・構成能力の障害，③これら①②によって仕事や社会活動，人間関係が損なわれること，④意識障害ではないこと，⑤病歴や検査から脳器質性因子の存在が推測できること，となる。認知症症状を呈する老年期脳疾患にはさまざまなものがあるが，頻度が多いのがアルツハイマー型と脳血管性で，ほとんどのケースがこの2つに含まれる。それぞれ特徴的な症状には若干の差があるが，専門的になるので今回は割愛する。

　では日常生活において認知症の徴候を見逃さないようにするためにはどのような変化や症状に気をつければよいのだろうか？　近年は認知症に関する研究も盛んに進められており，アルツハイマー型の場合は進行を遅らせる塩酸ドネペジル（商品名アリセプト）という薬剤がよく用いられ，新規の認知症治療薬も次々と発売されている。しかし残念ながらどの治療薬も進行した認知症の方には効果が乏しいことが多い。よって早期発見，早期治療が理想であるが，昨今は独居の方や高齢者のみで生活されていることが多く，さらに本人や周囲が何となく認知症を疑ったとしても，恥ずかしい，傷つくのでは？と受診をためらってしまうことが多いようである。

　ある調査では，家族が変化に気づいてから認知症と診断されるまでの期間は7割で2年以上かかっていたという報告もある。参考までに東京都老人総合研究所による「認知症を疑うチェックリスト」を転載するので，4〜5個以上の項目が当てはまり，なおかつ半年前に比べて目立ってきた場合は専門医を受診されることをお勧めする。

- 同じことを何度も言ったり聞いたりする
- 慣れている所で道に迷う
- 財布を盗まれたと言って騒ぐ
- 以前よりもだらしなくなった
- 夜中に急に起き出して騒いだ

- 置き忘れ，しまい忘れが目立ってきた
- 計算間違いが多くなった
- 物の名前がでてこなくなった
- 些細なことで怒りっぽくなった
- 時間や日付が不確かになった
- 水道やガス栓の締め忘れが目立つ
- 日課をしなくなった
- 以前あった関心や興味が失われた
- 以前よりもひどく疑い深くなった
- 薬の管理ができなくなった
- テレビドラマの内容が理解できない

いかがであろうか？
　最後に予防法については筆者も含めて大変関心があるのだが「種種雑多なことに興味関心を抱き，とにかく頭を使う」ことに尽きるかと思う。最近は脳の活性化に効果があるという大人のドリルやDVD，パズルやルービックキューブが人気のようで，特に前頭連合野を活性化するという説もあるようだが真偽は？……運動も脳の活性化によいといわれている。私見になるが，日常生活においていくつになっても適度な緊張感が必要なのではと思う。今から大いに脳を鍛えて楽しい老後に備えよう。

〔高橋〕

おとなのてんかん
年をとっても「てんかん」は発症する

　てんかんの好発年齢（発症しやすい年齢）は，ざっくり表現すると，3歳前後以下と15歳前後の二峰性である。そのほか成人期にもみられる。また60歳前後以上のいわゆる高年齢になってから発病する人がいる。よく病歴を聴取すると小児期までに発病している人もいる。発作がなくなったので治療を中止している人である。でも今まで何もなかったのに，60歳になって初めてという人もいる。

　その推定病因は，残念ながら原因不明が一番である。その他は種々の器質的疾患を背景として現れる。一般には55歳から70歳の場合，脳動脈硬化症か脳腫瘍があげられる。35歳から55歳では脳腫瘍，頭部外傷，脳動脈硬化症，ちなみに20歳から35歳では頭部外傷，脳腫瘍，出産時障害といわれている。

　脳腫瘍や頭部外傷については不可抗力といわざるをえない。もちろん脳動脈硬化症についても老化，経年齢変化と考えると不可抗力である。でも現在はアンチ・エイジングといって如何に老化を防ぐか，または遅らせるかが予防医学として大きなテーマとなっている。また糖尿病や高脂血症，痛風，高血圧症などいわゆる生活習慣病に対する予防，治療が進んできている。脳動脈硬化症も生活習慣病の延長上に位置すると考えることができる。その意味では高齢者の初発てんかんはある程度防げる可能性があるといえよう。

　てんかんには推定原因のほかに，発作誘因因子が重要な問題である。

これは随所でお聞きのことと思うが，もっとも多いのは，抗てんかん薬の飲み忘れ，いわゆる**怠薬**である。二番目はアルコール摂取である。続いて睡眠不足，心理的ストレスといわれている。これらはすべて子どものてんかんには無縁で，おとなのてんかんに大いに関係がある。私の担当している方のなかには，アルコールをどうしてもやめられない方がいる。また高年齢で発症すると，それまで発作がなかったわけであるから，アルコールも飲み，仕事も過剰労働になっている方，種々のストレスに悩まされている方もたくさんいるわけである。てんかん発作を体験して，一時的にアルコールをやめたり，仕事もセーブする方もいるが，落ち着いてくると再び，もとの生活状態に戻してしまう。その結果，せっかく発作が抑制されていてもまた発作が出てくるのである。

　もうひとつおとなのてんかんには特徴がある。それはてんかん類型と発作型である。主に側頭葉てんかんが多い。そして複雑部分発作，いわゆる意識減損発作や自動症をともなう発作などが多いのである。これは非けいれん性であり，短時間で終わるので，まわりに気がつかれない場合が多い。その分，深刻になりにくく治療も不完全になりやすいのである。

　考えられる推定原因に生活習慣病が，発作誘因に職場ストレスやアルコールがあげられることから，その予防，対策として，他の中・高年に発症しやすい心身の病気とほぼ同様のことが考えられる。以前痛風治療薬のなかに抗てんかん作用があることが報告された。これはたまたま痛風を合併症としてもっていた方のてんかん治療でわかったことだと思う。これは痛風がてんかんの増悪因子になっていたためとも思える。さらに糖尿病をもっている方が，インシュリン抵抗性糖尿病治療薬を投与して，難治性てんかんであったのだが，発作が激減したという体験もある。

　おとなのてんかんだけでなく，子どものころに発症した方もだんだん年を取ってくる。そうすると生活習慣病の発症する確率が高くなる。せっかく発作が抑制されていても，おとなになって発作再燃リスクにさらされることになるわけである。私が担当している患者さんたちも当たり前だが，年をとってきている。あらためて治療方針の建て直しをする必要がでてきた。

　このようなおとなのてんかんは主に男性例に集中している。

　それに対して女性はどうだろう。まず20歳から30歳代に注意が必要

である。結婚されお産をされる方がたくさんいる。そのなかで産後，いわゆる産褥期（産後から約6カ月以内）に抑制されていた発作が頻回に起きるようになることがある。産後の月経関連ホルモンが安定する間は要注意である。また子育てによるストレス，環境の変化などが増悪，再燃因子として考えられる。対策として考えられるのは，産後の十分な休息，就業されている方が多いのだが，産休を十分にとることが大切である。子育て，環境の変化に十分なれるために長めの産休，たとえば1年以上の産休をとったとしても長い目でみれば意義深いことだと思う。残念ながら職場の事情もあるので，対策が深刻になることもある。でも休めるようになっている場合でも本人の意思で早期に復帰していることがある。

　女性の場合の特別な例として，夫による暴力，すなわちDVが発作増悪因子になっていることがある。本人がそのことをなかなか相談しないので後になってわかることがあり，さらに深刻な問題である。専門的な支援が必要である。

（中山）

女性とてんかん

月経前に発作が起きやすい？

　月経前に集中して，発作が起きやすい方がおられるのではないだろうか。昔は月経てんかんという呼称があった。最近ではあまり使わない。何故かというと厳密には月経前に集中していてもそれ以外の時期にまったく発作がないわけでもないことが多いこと，また月経前に発作が起きやすい医学的根拠がはっきりしていないことなどがあげられる。

　月経前とは正確にいうと，排卵後，月経が開始するまでの，約2週間にわたる時期である。この時期を黄体期と呼んでいる。黄体期は基礎体温を測定すると，37度を少し超える微熱を示し，高温相を呈する。その背景にあるものとして，黄体ホルモンである**プロゲステロン**の分泌が盛んになっていることがわかっている。プロゲステロンの役割は，排卵後の卵子を守ることだが，高温相形成にも大きな役割を果たしている。

　それではなぜこの黄体期にてんかん発作が起きやすいのだろうか。考えられることは微熱状態にある身体の内部環境において，発作の閾値が下がっているということである。発作の閾値について説明しておく。てんかん発作は，ある環境下におかれると誰にでも起きる。一般にはてんかん発作が起きにくいように，生物学的に強靱な防御システムを持っている。その防御システムは十分には解明されていないが，そもそも，ひとは病気が発病しないように複雑な身体機構が想定されているのである。

たとえば免疫などはそのひとつである。てんかんの方は，発作を起こさせないようにしている防御システムが弱くなっていると考えるとわかりやすい。

　てんかん発作だけでなく心身の障害において月経前に悪化する疾患はたくさんみられる。その意味では特異的な原因は見つからないかもしれない。しかし，てんかんの発作閾値が下がる可能性は否定できない。先ほど述べたように，熱性けいれんに比較すると高熱ではないが，微熱状態の黄体期が発作に関して，防御因子としては弱まっているという推測が成り立つ。

産褥期にはじまるてんかん

　産褥期ということばをご存じだろうか。お産をした後の時期のことである。広くは産後6カ月をいうが，狭義では特に産後4〜6週間を意味する。この時期にはさまざまな心身の病気を発病することがあり，てんかんもよくみられる。産褥期には，はじめててんかんを発病するばかりでなく，子どものころにてんかんを発病し，薬物療法で十分に発作が抑制されていた方が，出産後に同じ薬物療法では発作が抑制されなくなることもある。

　この時期は妊娠中の約10カ月間無月経であったわけだが，出産後あらためて月経周期がはじまるまでの期間にあたる。10カ月間，プロゲステロンやエストロゲン（卵胞ホルモン）また乳汁分泌ホルモンであるプロラクチンというホルモンの分泌が高まっていたのが，出産によって急激にこれらの分泌が低下する。身体内部環境の急変する時期である。女性にとって出産，育児のストレスだけでなく，身体的にも大きなストレスを受けているのである。

　この産褥期にてんかんの発症，悪化は，十分ありうると推測できる。黄体期と同様にてんかん発作の閾値が低下してもなんら不思議もないように思える。しかし医学的に証明することはなかなか困難なのである。

女性とてんかん

　てんかんの原因のなかで，出産時障害を考えてみよう。一般に出産にともなって産道を通るときの障害があげられる。鉗子分娩など物理的な

原因を別にすると，出産時に受ける頭部の障害は男児に多いとされている。すなわち女性のほうが障害を受けにくいのである。その理由として女性ホルモンのエストロゲンが女児では脳神経保護をしてくれていることが推測されている。その意味では女性の方が，外傷や疾病に対する防御システムが強く設定されているといえよう。経験的にも男児の方が身体疾患に罹患しやすく，育てにくいといわれてきた。これらは医学的に十分な説明ができるわけではなく，あくまで経験的なことである。しかしエストロゲンについては脳神経だけでなく，身体機能についても女性の健康を守る有用なホルモンとして，いろいろなことがわかってきた。骨代謝，脂質代謝，認知機能などで注目されている。

　このように女性は，男性より多く分泌するエストロゲンを持っているが，月経前（黄体期）や産褥期では，心身の脆弱性が露出することがあることも重要な現象であり，女性ならではの特性である。その理由を考えてみよう。まず，月経前には**月経前症候群（PMS）**がある。これは，乳房痛や腹痛など疼痛症状とともに軽度の抑うつ気分，いらいら感，過食，過眠などが，黄体期に一致してみられることをいう。最近ではその重症型として，**月経前気分不快障害（PMDD）**の報告が増えてきた。これは激しい抑うつ気分，抑えがたい衝動感などが特徴である。

　また産褥期には，抑うつ感，育児に対する強度の不安感，意欲，気力の低下などを主な症状とする産褥精神病がある。これらの真の原因は残念ながらわかっていない。しかし女性のライフサイクルの観点から考えると，この時期は心身の脆弱な状態に陥っている時期といえる。てんかんの発症とすぐに結びつけることはできないが，十分な健康維持防御システムを持っていない時期であるから，てんかん発作閾値が低下していると考えても不思議はない。

　さらに，月経周期という女性にとって煩わしい現象のなかで，心身の不快な症状を体験しやすい黄体期，また産後の身体の回復が十分ではない時期の，育児という大きなストレスを受けている産褥期を考えると，身体的だけでなく心理的にも追い込まれているといえる。

　以上より，心身両面からてんかん発作閾値が低下していることが推測されるのである。

（中山）

家族の感情表出

　2002年の8月に行われた世界精神医学会横浜大会で，約80年間使われてきた精神分裂病という病名が統合失調症に変わった。疾患名自体が差別を助長しているものはその他にもたくさんある。「てんかん」もそのひとつである。しかし慢性に経過する疾患は呼称を変えても，家族のさまざまな思いが解消するわけではない。私たちは診療の中で，その家族のせつない（？）思いを，痛切に感じることがある。

　そのような観点に注目した興味ある研究がある。それは家族の感情表出（EE）の研究である。1950年代にイギリスのブラウンらが高いEEを示す家族と暮らす統合失調症者では再発率が高いことを見いだしたことに始まる。この研究は気分障害や不安障害，心身症など多くの疾患にも広がっている。しかし同じ慢性の経過を示すてんかんにおける研究報告はまだない。現在，ほそぼそと私がやっている。今回その一部を紹介するが，あくまで現在のところ私見であることを了解してほしい。

　現在種々の治療薬のおかげで発作抑制率はかなり高い。しかし，長期薬物治療によっても発作や非発作症状が十分に抑制されていない方も結構いる。そのような方の家族の示す感情表出を半構造的面接法によって少しずつ評価している。まだ印象程度であるが，ある共通点がありそうなので紹介する。

　詳細な評価法の説明はできないが，その評価の尺度のなかに，「情緒的巻き込まれ過ぎ（EOI）」がある。共通点として，今までのところこの情

緒的巻き込まれ過ぎのポイントが高くなる傾向がある。これは単なる過保護ではなく，自己犠牲的で献身的で過剰に巻き込まれている著しい過保護行動のことである。たとえば，診療場面でもほとんど親が代行してしゃべり，本人にまったくしゃべるチャンスを与えないとか，いつも子どもの行動を監視し自由を与えない。選択権を与えない。テレビ番組にある「はじめてのおつかい」のように，本人が気がつかないように後をつけたり，部屋のドアを少しあけていつも見張っていたりする。いってみれば進入的な過保護行動であり，いつも自分の監督下に置こうとする行動のことである。

　てんかんが，幼少より慢性に経過し，時に知的障害をともなうこと，一方で多くの場合，発作間歇期には，少なくとも日常的な問題を示さないことが多いという臨床特徴は，家族が患者に対して「情緒的巻き込まれ過ぎ」に陥りやすいと考えることは容易である。「発作さえなければ何にも問題のない子なのに」という思いは，患者に対する期待や要求を長期にわたり持続させることがある。それは時に，その子の能力を超えた目標を強いたり，逆に保護的，侵略的な態度を示すことにつながると考えられる。「発作がなければ仕事もできるし……，だから何か手に職を付けさせよう」また「発作を起こさせないようにするにはどうすれば良いのか」とあらゆる手段を考え実行し，細かく普段の患者の日常から目を離さないようにすることもよくみられる。一方，持続的な慢性にみられる病的サインがある場合は，子どもの負担になるような「期待」を持ち続けることは少なくなるが，またそれはそれで巻き込まれ行動が増強することもある。

　これらの環境に置かれた子どもは，大きな心理的負担になることはいうまでもない。本当はかなりのレベルまで種々の能力があるにもかかわらず，親が代行している姿は臨床場面でもよくみられる。反発する子もいるが，無抵抗にその管理下で生活していることが多い。実際には親の期待する目標に達することができず，親はそのことで批判的に子どもに接していることがある。家族の不満は悪循環的に子どもに心理的負荷を増強している。満たされない不満はさらに「巻き込まれ行動」を増強させるのである。

　このような「高い感情表出」が治療予後にどのように影響しているか

は，もっと厳密な調査が必要である。しかし発作の誘因に怠薬，心理的ストレス，睡眠不足，身体疾患の合併などが大きく影響していることは臨床的事実である。そうするとこの「巻き込まれ行動」による子どもへの影響は無視できない問題といえるのではないだろうか。統合失調症者の研究では1週間に35時間以上一緒にいると予後が悪いと報告している。もちろん疾患が違うので，参考にならないが，少なくとも自立した責任ある個人を目標にするならば，子どもとの関わりを一度考え直してみるのも良いのではないかと思う。

そのほかにもEEの評価尺度には「批判的コメント」，「敵意」また「暖かみ」および「肯定的言辞」などがある。それぞれにはやはり特徴がありそうである。最後にこの「巻き込まれ行動」の強い家族の心理的背景に強い「暖かみ」があることを付け加えておきたい。これは他の疾患にはあまりみられない現象である。「暖かみ」は特に統合失調症では予後良好因子とされている。その意味ではこの「暖かみ」の表出がうまく作動するような関係を見いだすことが，てんかんのもつ諸症状の緩和につながる可能性があるのではないかと考えている。

（中山）

第2部
治療に関すること
（薬に関すること）

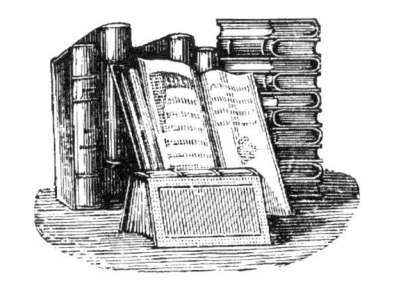

抗てんかん薬血中濃度測定の今どきの意味は?

　抗てんかん薬の血中濃度測定（TDM）が臨床現場に登場してから30年以上になる．私は医師になりたての頃，その頃の上司より「最近，抗てんかん薬の血中濃度が測定可能になったようだ．一度チャレンジしてみなさい」といわれた．まだ外来診療に出ていなかったので，担当患者もいなかった．先輩に頼んで，抗てんかん薬服用中のてんかん患者さんに説明して，17名の方の血清を採取させてもらった．試行錯誤の末，当時微量定量で進歩が著しかった液体クロマトグラフで，フェニトイン，フェノバルビタール，カルバマゼピンの三種と，ガスクロマトグラフィでバルプロ酸の測定に成功した．

　今では簡単に外注すれば測定値が戻ってくるが，当時は画期的なことだった．その後しばらくは，いろいろな病院から依頼がきて協力させてもらった．多くの患者さんはフェニトインやフェノバルビタールの原末，またはその他各種抗てんかん薬のカクテル処方であった．また錠剤ではヒダントールDを6～9錠，多い方で12錠服薬していた．もしくはそれにテグレトールを1～3錠も併用していた．その結果は意外なものであった．フェニトインがほとんどの患者さんで検出できなかったのである．それ以外は海外の報告とあまり変わりなかった．服薬量から考えてある程度は測定できるはずであった．この理由は，現在いろいろな分野でいわれている併用薬の相互作用や製剤の条件の問題であることがわかった．この研究成果は製剤の改良と服薬方法，単剤処方の推奨など服

薬方法の改善に結びついていったのである。

　この血中濃度モニタリングの導入は遅ればせながら精神科治療現場の近代化の象徴であった。今でいうところの経験的臨床医学から科学的臨床医学（EBM）への始まりであった。そのお陰で，今まで薬物抵抗性で難治性てんかんと考えられていた患者さんに対して，合理的な薬物選択と処方ができるようになり，発作の抑制が可能になった方も多い。また多剤併用から単剤までにならなくても，種類を少なくすることができるようになった。

　そのなかで私は当初より有効濃度とされている値より低い人でも，発作が抑制されている方が意外にたくさんいることに気がついていた。特にもともと測定値自体が低濃度であったフェニトインが有効濃度とははるか下の値でありながら発作は抑制されていることが多かった。これは厳密には今でもその意味は不明なのである。低濃度なので服薬の必要がないと中止したり，さらに減量すると問題ない場合もあるが，発作を誘発してしまうことがある。要するに低濃度でも抗てんかん作用を発揮している場合があるのである。現在では抗てんかん薬の有効濃度は，参考（推奨）濃度と改められている。このモニタリングの活用については2つの注意点がある。ひとつは濃度が低いからといって有効濃度以上の濃度を得るために抗てんかん薬の増量をしてはいけないということである。単剤で高用量の処方によって，副作用の問題に注目する必要がある。モニタリング導入前の低容量カクテル処方や製剤が吸収しにくいものであった時代は，てんかんに対する薬物治療には不十分であったが，副作用は少なかったかもしれない。当たり前であるが，あくまで臨床発作の有無やその他の臨床所見で投与量は決定される。発作さえ抑制できればいいというわけではないのである。もうひとつの問題は，有効濃度まで増量しても発作が抑制されない場合は，漫然と持続投与せず，他剤の選択をする必要があることである。この時こそモニタリングの価値が発揮されるのである。

　最近は投与量と血中濃度の関係が明確になってきてあまりモニタリングをしなくなってきている傾向がある。特に維持量で経過をみている場合，年に1回程度が一般的であろう。それで問題ない場合も多いが，高齢者については注意が必要である。同じ投与量でも身体条件が異なると

中毒量に達していることが少なからずある。特に腎機能や肝機能障害などの合併症を有している人は，発作がなくても，できるだけ2～3カ月に1回はモニタリングしていたほうが安全である。

　私の担当している患者さんもだんだん齢をとってきた。長い付き合いの方がほとんどである。高齢になると脳波も抗てんかん薬の血中濃度モニタリングも以前ほどは積極的にやらなくなってきたように思う。もうこの病名から卒業させてあげたい，解放させてあげたいと思ったりする。その思いがあだになって，気がつくと必要以上にフェノバルビタールやフェニトインが高濃度になっていることがある。血中濃度モニタリングの臨床的意義は少し変わってきたように思う。

（中山）

怠薬の意味すること

　本書に，副題として「すべきこと，してはいけないこと」とつけたのは，実にストレートで怖いもの知らずだなと，我ながら思う。てんかんの治療現場のさまざまな問題点を，抗てんかん薬中心の治療以外に，てんかん患者さんの個人生活，社会生活，またその患者さんを取り巻く，家族および関係者の生活も含めた観点で，あくまで経験医学的な立場で自由に述べさせてもらっている。参考になっているか心配であるが，長く関わっている，あるてんかん患者さんを紹介し，真のQOLとは何なのかをご一緒に考えてみたいと思う。

　Qさんと出会ったのは，彼が25歳ぐらいの時だった。父親はすでに病死し，スーパーで働く母親と二人暮らしであった。Qさんも鋳物部品工場ですでに8年働き，家計を助けていた。初診の時の印象は，痩せて貧弱な身体で，年齢よりは子どもっぽいしゃべり方で，そばにいる母親に依存傾向のある人だと思った。発作は怠薬の時にだけ生じる全身けいれん発作で，薬物もフェニトインとフェノバルビタールで，コントロール可能であった。薬を飲んでいれば発作は起きないのに，なぜ飲まない時があるのか？　何回か診察を重ねていくうちにその理由がわかってきた。

　ある日，Qさんがひとりで外来受診した時，彼の両手が診察机にあった。ふと見ると意外にも大きくゴツゴツしたたくましく，まさに男の手であった。初めて会った時，なんと貧弱な身体だなと思ったが，よく観察すると上半身もたくましく，いわゆる筋肉質であったのである。その

身体は，鋳物部品工場の仕事でつくられたのだろう。かなり厳しい肉体労働によってなのだ。その雄々しい手先の爪には作業によってこびりついた黒い汚れがあった。その日のQさんはいつもと違って，うなだれていた。「仕事が遅い，と怒られる」と，うつむいて涙を落とした。その男らしい身体に似合わないことであった。彼の働く工場にはパートのおばさんたちが数人いる。同じ流れ作業であるが，そのおばさんたちからいわれるらしい。あまりに何回もいわれるので，つらくなって「辞めたい」というのである。彼なりに悩んで，数日前薬を飲むのを忘れた。予想通り発作が起きた。しかも職場で。

　その時は，私が工場長に電話をした。工場の経営者はQさんが病気をもっていることをわかって8年間雇ってくれている。結果的には現場のおばさんたちに理解を求める積極的な調整はしなかったし，できなかった。経営者にはQさんと直接面接することを依頼した。理解者であることを強調して話をしてもらうよう指導した。職場環境は変わらなかったが，なんとか辞めずにまた働きはじめた。

　Qさんの母親は重症の糖尿病であった。種々の合併症があった。そのなかで糖尿病性腎症があり，結局透析をすることになった。Qさんが35歳ごろのことである。仕事もできなくなり，Qさんの給料では生活が困難となった。生活保護の指導をしたが，思いがけない反応を示したのである。診察室の壁を握り締めた拳で何度も叩き，また泣きながら「なんでこんなことになるんだ」と興奮して叫んだ。要するに彼は生活保護を受けることが屈辱だったのだ。その時，私は彼がどんな気持ちで仕事をしていたのか，工場でいろいろな非難を我慢しながら働いていたのかがわかった気がした。自分で自立して生活するために頑張っていたのだ。その時も発作が起きた。やはり怠薬と今度はアルコールである。

　この結末は，一時的に生活保護を受け，今まで住んでいたアパートから都営アパートに移り，住居費を削減することで何とかQさんの給料で生活できるようになった。このころよりQさんはアルコールとパチンコを覚えた。怠薬とあわせて3つのリスクを背負うことになった。

　母親はその後なくなった。Qさんからその報告を聞いた時，私は当然身構えた。彼は天涯孤独になった。予想通り，アルコールを飲んで発作が起きた。1カ月ぐらいして外来に来た時，彼は思ったより落ち着いて

いた。「母のお骨を入れるところが無いんです」と、また大粒の涙が汚れた大きな手の甲に落ちた。この結末はその住まいの福祉課が指導して公営の墓地に入れることにはなった。「さびしいけれど、頑張れそうな気がする」そんなことばが彼の口から聞けたのは、それから半年後であった。しかしその間三度の発作があった。

　最近のことである。彼は15年間働いた工場を退職した。「勉強したい。資格をとって馬鹿にされないような仕事をしたい」というのである。その後、いろいろな資格試験の勉強とガードマンのアルバイトで生活を続けている。あの理解者の経営する工場を去るのは、もったいないと思ったが、彼が決めたことを尊重した。しかし世の中は甘くない。先日救急車でアルバイト先の上司とともにやって来た。発作が起きたのである。前の日遅くまでお酒を飲んで、薬も飲まなかったという。またもや結末は、上司に病気の説明と理解を求め、現在も勤めている。その他にもいろいろなエピソードをもっているQさんである。私は、怠薬についてあまりQさんを追求しない。

　ある朝、上野駅で偶然に大きなリュックを背負ったQさんに出会った。それまでまったく知らなかったが、彼は登山が好きでいろいろな山に登っている。工場で作られた身体でなく、山登りで培った身体だった。「山に登るときれいなものがいっぱいある」たくましいQさんは今日も頑張っている。

（中山）

薬剤の整理と
日常生活

　先日，あるてんかん学の本を見ていたところ，次の文章に目がとまった。「（難治例では長年の）治療の結果，多剤併用療法となっていよう。そのすべての薬剤が有用とは思いがたい。緩徐に漸減・中止することは当然であるが，思い切って薬物を整理することを勧めたい。少なくとも副作用は確実に軽減し，その結果として患者の日常生活が改善する。……従来のてんかん治療の最大の目標は，発作の完全抑制にあった。あくまでもこの目標を追求するあまり，際限のない薬物の増量が行われ，副作用の結果として病者の人間性が犠牲になる側面もあった」と書かれてあった。久郷敏明先生が難治例への対策として書かれたものである。
　つまり，本人が日常生活をいかに送るかという点にあまり配慮することなく，家族の発作をなくして欲しいという当然の希望と，そのような要望が強ければ強いほど，そして難治であればあるほど医者のプライド（？）もあって，とにかく発作の抑制を目標に薬剤の量，種類は増え，その副作用の結果，極端にいえば本人の人間らしい生活が損なわれてしまうというのである。これを読むと自分にも配慮のなさが多々あったことを思い知らされるのだが，薬剤の整理が発作の軽快に結びつき，しかもそれにともなう家族の対応の変化がQOLの向上につながったと思われるケースもあったので紹介させていただく。

　T君は30歳代半ばで，診断は症候性てんかんである。3歳ころより発

病し，軽度知的障害がみられる。口元を引きつらせ，意識消失して左半身の，または全身のけいれんにいたる発作をもつ。さまざまな薬剤が試みられたが難治で，20歳代初めにはほぼ毎日のように大・小の発作があり，転倒してけがを負うことも多く，作業所に行っては発作を起こし，午前中は横になっているだけという状況をくり返していた。十数年前になるが，筆者がT君に会った時，彼は6種類の抗てんかん薬を服用していた。表情は冴えず，活気なく，問いかけに返事はあっても「うーん」といってうなずく程度で会話が続かなかった。付き添う母親が催促したり，代わって答えるという状況であった。発作は相変わらず日〜週単位で出現しており，作業所への送迎は必ず車でしているということであった。歩いていて体格がいいので倒れそうになったらとても支えられないからという。発作の増加は心配であったが，「まずは，薬の整理をしましょう」と伝えた。その時に「治療のために薬を減らすといわれたのは初めてです」とびっくりする母親の様子をみて少しためらったが，多剤なので多少減量・中止しても影響はないだろうという気持ちと，彼の発作は薬剤の整理がいい結果を生むだろうという思いがあって，了解していただき整理にとりかかった。

　いくらかの観察期間をもうけたが，3〜4年かけてバルプロ酸とカルバマゼピンの2剤に整理し，用量調整をおこなった。幸い発作の頻度は徐々に低下し，週に2〜3度となり，転倒にいたることはほとんどみられなくなった。これでしばらく様子をみていたが，クロバザムの発売を契機に追加し現在に至っている。今は横になってうとうとした時に週に1〜2度発作をみるが，発作で午前中をつぶしてしまうということはない。

　先日，彼の最近の様子について母親とゆっくり話す機会がもてた。「昔は進んで行動することなどなかったのに，今ではさっさと自分からするようになり，ことばもしっかりしてきて，もっとよくなったら運転免許をとりたいと話している。ずいぶん自信が持てたようだ」と喜ばれていた。免許をとるというのは無理な話だとしても，それだけ積極性がみられるようになったということである。話を聞いていて気づいたのは，本人の前向きな姿勢を作ったのは薬剤の整理による日常生活の改善と発作の軽快によるものだけではないだろうということである。家族，特に母

親の本人への接し方が発作の軽減とともに少しずつ変わったことも自信をもたせた要因だと思う。というのも発作がしばしばみられた時期は，どこにでかけるにも車を利用し，つきっきりでひと時も目を離せないといった様子であった母親が，発作の軽快とともに，びっくりしたのは一緒に作業所まで歩いて通い始めたことであった。「私も健康のために歩こうと思いまして」と母親は話すのだが，発作は少なくなったとはいえ，まだ薬剤整理の途中であり，時おり発作がみられる時期であった。実際，歩行中，発作になって母親が何とか支えたり，時には一緒に転んでしまったりといった苦労があったのだが，断続的にだが止めることなく続けられ，そのうちにさらに発作が遠のいたこともあって彼は身をもって，つまり自分の力で作業所に通うという経験を通して徐々に自信をつけたと思うのである。意識してでないにしても母親のこの取り組みは本人の自立を促す，自主性を高めるのにずいぶん役立ったように思う。

〔須江〕

断薬の条件と
タイミング

　てんかんという病気は長期にわたって服薬しなければならないのだが，それ故，次に悩まされるのは，発作が十分に抑制された時に断薬はどのような条件のもとであれば可能であるか？　そして，可能なら薬剤の調整はどのタイミングで始めたらいいのか？という問題である。そこで今回は，筆者の考えも交えて断薬について少し話をさせていただく。
　初めに薬剤を中止するための基準は何かということであるが，おそらく詳細に述べられているようなものはない。だいたいの目安は発作が2年間（報告により2〜5年間と開きがある）以上抑制されていること。脳波でてんかん性異常波がみられないこと。これは覚醒時のみならず，睡眠時にても異常波をみないことが最低の条件であろうと思う。この発作抑制が2年間以上というのは，当然，1年では短いからとりあえず2年というようなものではなく，2年間に満たない治療期間で薬剤を中止すると再発しやすいという報告に基づいている。そうすると長期にわたって服薬すればさらに良いというような話にもなるが，この点についてはわからない。ちなみに断薬後の再発は，その割合は研究者によってかなり開きがあって一定しないので述べられないが，薬剤中止後の1〜2年内に集中するといわれており，断薬後2年を乗り切れば再発の危険はかなり少ないといわれている。したがって，多めに期間をとって少なくとも3年間は発作が抑制されていることが望ましいのではないかと思う。次いでてんかん性異常波がみられないことが必要である。この期間はど

れほどなのか？　治療者によってばらつきはあるが，だいたい２〜４年といったところである。

　こう考えると，３年間発作がなく，３年間異常波をみないことがだいたいの目安と思う。だから，経過が良好であれば，最短では３年余りで断薬を考えられる方がいるということになる。これ以外に断薬の可否を左右するものとして，てんかん分類がある。これはかなり重要で，たとえば成人期発病の部分てんかんの方ではより慎重に決定すべきとされる。しかし，何よりも前述の発作抑制と異常波消失の二点が最低条件になると思う。

　では，これらの問題が解決できれば断薬がすぐに可能かというと，残念ながらそうではない。初めに挙げたように断薬のタイミングの問題がある。むしろ治療者がもっとも悩む点はこれかもしれない。なぜなら断薬のためには大まかな基準があるが，タイミングに目安というものはないからである。

　では，どのタイミングで断薬に踏み切ったらいいのだろう。筆者は精神科医であるから成人期に発病した方はもちろん，小児期に発病して，現在思春期から20歳代となっている方を診ることも多い。この年代の方はタイミングが本当に難しい。大学進学や就労による独り暮らし，結婚，女性では妊娠・出産・育児といった人生の転機となるような出来事が控えているからである。あるいは，相対欠格となった運転免許取得もこの時期に重なるかもしれない。

　脳の発達が20歳ごろまでと考えると，脳波もこのぐらいで落ち着くのではと考えるが，とすればこのころまで服薬を続けたほうが安全ということがいえるであろう。少なくとも思春期を過ぎるまでは服薬したほうがいいと個人的には考えているし，そう考える治療者は多い。そうなるといつが良いタイミングなのだろうか。就労の前になってあわてて断薬して，職場で再発でもしたらその影響は大きいし，育児の時に発作が再発したらそれも大きな心配である。個人的には大学進学なら，（一人暮らしとなると慎重を期したほうがいいが），その卒業以前に，女性で結婚を控え，妊娠の可能性があるならその前に余裕をもって断薬した方がよい。やむを得ず出産後になったならば，わが子がヨチヨチでも歩けるように

なってからと考えている。就労後ということもあり得るが，そうなると職場の理解が重要となるかもしれない。だから就労してからと考えるなら，あせらず長期服薬してからが無難と考えるがどうであろう。つまり職場での地位をある程度固めてからと思うのである。

　実際には人生いろいろであるから，それぞれタイミングは異なることになる。だから本人，家族，治療者みんなで相談しながらタイミングを計っての断薬である。断薬はゆっくり時間をかけてということになるが，断薬に踏み切るのは治療者にとってもかなり勇気がいることなので，少な目でも服薬を続けて発作のない安定した生活をして欲しいというのが本音かもしれない。だから積極的に断薬を勧めるということは正直なところあまりない。断薬の対象になる方が目の前にいるのに，そのことを意識しようとしなかったり，あるいは断薬を望まない方と勝手に思い込んでいたりということも少なくないのである。

　最終的には総合的にみて判断ということになるが，少なくとも発作と脳波所見が断薬の条件に沿っていて，断薬の可否が気になる方は，主治医にその可能性があるかどうかを相談して，とりあえず断薬に注意を向けてもらうといい。それによって治療は一歩前進するかもしれないから。

（須江）

抗てんかん薬は
気分を調整する

家族のなかで一番しっかり者

　Aさんはてんかんで，軽度の知的障害があるが，家族のなかで一番しっかりしている。でも子どものころはわがままだった。
　やたら同じものを買ったり，癇癪を起こしたり。作業所の先生を悩ましていた。何度も担当のひとが私の外来に相談に来られたのだが，妙案もなく，何年かが経過した。
　お父さんが亡くなった。
　お母さんに認知症の症状が出てきた。
　実はAさんにはお兄さんがいて，統合失調症で病院に入院している。
　30歳近くになって彼女は歩行が困難になってきた。腰椎に問題があり様態は芳しくない。
　こんな環境で少しづつAさんは変わってきた。しかし，家族のなかで一番しっかりしているのはこのAさんなのである。

何がAさんを変えたのか

　Aさんがしっかりしていないとこの家族は大変である。それが徐々に理解できたのだろうか。以前のように無駄なお金を使うことはなくなった。ときどき頑固になるが，癇癪を起こすことが少なくなった。
　なんとなく気分が安定してきたように思う。こんな現状では，本来は

安定できるような環境ではない。

　確かに年齢も重ねて成長もしたと思う。それに予想していなかった足の問題も加わった。整形外科で一生懸命治療しているが，最近では病院内でも車椅子でないと移動が困難である。

　でもそれにもめげず何かが変化している。何がそんなにAさんを変えたのだろうか。

てんかんの治療は薬物療法

　現在のてんかんの治療は長期の薬物療法である。彼女の治療薬の主役は言わずとしれたフェニトインだった。それは子どもの頃から二十年来変わっていなかった。大発作は消失している。めまいを主とした自律神経発作を訴えている。これが本当にてんかん発作かどうかの判定は意外に難しいのである。

　ある時期からバルプロ酸を追加した。振り返って検討すると，このバルプロ酸を追加した頃より，情緒的な安定がみられてきたように思われる。これは偶然だろうか。

抗てんかん薬は気分を調整する

　抗てんかん薬のほとんどは，精神病性の症状や気分変調に対する治療効果があることが実証されている。特にバルプロ酸（デパケン），カルバマゼピン（テグレトール）またクロナゼパム（リボトリール）などは気分障害で気分調整薬として使用されている。

　その作用メカニズムは明らかではないが，新規の抗てんかん薬が開発されると，現在では同時に気分障害の治験も同時進行で行うのが一般的である。

　ちなみにラモトリジン，トピラマート，ギャバペンチンなどが新規の抗てんかん薬である。もちろん抗てんかん作用に期待している。でも難治性のてんかんでは，精神症状も随伴しやすいと思う。両面からの作用が認められたらこんなにいいことはないだろう。

てんかんに随伴する精神症状

　てんかん性精神病の見立ては高度の専門知識を要する。
　Aさんの場合は，てんかんに随伴する精神症状とは言い難いと思う。でもバルプロ酸は効果的だったかもしれない。今日もAさんに会った。
　「めまいや胃が痛くなったりします。でも脳波もCTも胃の検査も何回もしました。あまり問題は無いようです。こころの問題ですか？」
　昔はこんな表現はできなかった。これからも彼女と一緒にいようと思った。

（中山）

腎不全・透析における抗てんかん薬治療の注意点

　透析は，腎臓がほとんど働かなくなったときに行われる治療方法である。したがって，今回のテーマは腎臓に障害をおもちの方，腎臓の病気を専門とする医療関係者などは別として，これを読まれる多くの方にとっては関係のない話であろうと思う。透析など行う事態にならない方がよいに決まってはいるが，しかし何らかの事情で透析を受けざるを得なくなった発作合併の方もいると思うので書かせていただくことにした。医療に関わっているとまれではあるが，透析による抗てんかん薬への影響について質問されることがある。
　腎臓の役割について簡単に述べる。ご存じのように腎臓は体にとって必要なものを取り込んで，いらなくなったものを尿として排泄する臓器であるが，この老廃物の排泄のほかに，水分の調整，ナトリウム，カルシウム，マグネシウム等の電解質の調節，血圧の調整，ビタミンDの活性化（腸から血液中へのカルシウムの吸収を助ける効果がある），ホルモンの分泌・分解・排泄，血液をアルカリ性に保つなどの働きを担っている。
　腎臓が障害されて働きが極端に落ちて老廃物がたまってしまうと食欲がない，はき気などの消化器症状，不眠，いらいら感，記憶力の低下などの精神症状，貧血による動悸や息切れ，皮膚が痒くなるなどのさまざまな症状がでてくる。水分がたまってしまうとむくみや体重の増加，電解質のバランスがくずれると，手足のしびれや関節の痛みなどが出現し，

さらにビタミンDの活性化がなされないとカルシウム不足となって骨はもろくなり，骨折しやすくなる。また，血圧は水分，塩分がたまるために上昇する。このように腎機能の低下は好ましくないさまざまな症状を呈する。

　この腎臓の諸機能が何らかの原因で長年にわたって徐々に進行性に悪化してしまい回復が不可能になった状態が慢性腎不全である。この状態になってしまうと腎機能の回復は不可能といわれ，残念ながら透析が必要になる。新しく透析をはじめる方の多くが糖尿病が原因といわれている。糖尿病によって腎臓の細い血管が厚く，硬くなってしまい，うまく濾過できなくなってしまうためである。したがって糖尿病は成人病だからと軽くみてはいけない病気である。こんなことにならないために糖尿病を患われている方は十分なケアが必要である。

　透析には大きく分けて血液透析と腹膜透析という方法がある。どちらにも長所と短所があるのだが，本題から逸れてしまうのでそろそろてんかんとの関連について述べる。特に抗てんかん薬との関係が重要である。

腎不全・透析における薬物療法の留意点について

　抗てんかん薬の多くは肝臓で分解・処理されるため，腎障害での影響は少ないといわれているが，腎不全に陥ると腎臓に存在する代謝にかかわる酵素の量が減少してしまうこと，また腎障害にともなって二次的に肝臓にある代謝酵素の活性も抑制される可能性があるため，代謝・排泄といった薬物の処理が遅くなるので注意が必要となる。抗てんかん薬が体内に必要以上に蓄積してしまう可能性があるからである。

　しかし，その可能性は抗てんかん薬によって違いがある。必ずしも一定した意見ではないが，カルバマゼピンやエトサクシミドは，腎不全でも正常者と同量でよいとする報告がある一方で，普段の量，常用量の4分の3ほどの量にすべきとする意見がある。フェノバルビタール，プリミドンも服薬の間隔をひろげるべきことや減量の必要性が指摘されている。フェニトインとバルプロ酸は常用量でよいといわれている。なお，スルチアムは腎不全での使用は控えることとされている。

　では，透析を行うことになった際はどうだろう。抗てんかん薬の血液透析による除去効果は理論的には期待できないとする意見は多いのだが，

しかし，バルプロ酸は薬の粒が比較的小さいことと，タンパク結合率（血液中でタンパクと結合してしまっている分の薬は大きくなるので脳に到達できず効果が発揮できない。効果があるのは結合していない分の薬である）の割合は高いのだが，腎不全では結合するタンパクが低下するため透析の効果が期待できるとされている。

　また，フェニトインは約2割の除去が，フェノバルビタールは約半分の除去が可能といわれている。カルバマゼピンは性能のよいろ過膜を使用することで除去は可能という報告がある。ゾニサミドの粒は小さく，さらに前に述べたように腎不全では低タンパクとなるため，除去率は増大するといわれる。また，近年発売されたガバペンチン，トピラマートもともに血液透析により一部は除去されるため，透析を行った日は補充が必要と注意書きがなされている。したがって，特にゾニサミド以降に発売された抗てんかん薬では，中毒量にいたってしまった場合では，透析による除去が期待できるのだが，一方で透析後の薬物濃度の低下による発作の誘発に注意が必要といえる。腎不全，透析を必要とするような事態にはならないことが大切だが，QOLにも関わる大切なことなのである。

（須江）

てんかんと「うつ」について

　今回は，てんかんの患者さんのQOL（生活の質）の低下の要因ともなりうる，「うつ」の問題について論じてみたい。
　てんかんという病気が，その患者さんのQOLに大きな影響を与えることはいうまでもなく，近年，てんかん患者さんのQOLに関しては，本邦・海外においてさまざまな調査・研究がなされている。中でも，患者さんのうつに代表される心理的要因は，QOLを低下させる大きな要因として注目され，近年，海外での研究により，抑うつ傾向や不安の強い患者さんほど，QOLが低いことが実証的に報告されている。
　さて，てんかんの患者さんの中で，うつを抱える人がどのくらいの割合でいるのだろうか。これに関しては，これまでに多くの報告がなされているが，それらを総合すると，てんかんの患者さんの約30％が，一生涯のうちで何らかのうつを経験するとされている（この確率をうつ病の「生涯有病率」という）。ちなみに一般人口においては，うつ病の生涯有病率は約10％といわれており，約3分の1の頻度である。
　また，身体的な慢性疾患の代表例ともいえる喘息や糖尿病の患者さんは，生活上の制約などさまざまな心理的負担からうつになりやすいことが知られているが，その生涯有病率をみても，喘息患者では約16％，糖尿病患者では約17％と，てんかんの患者さんに比較すると少ないものである。このことからも，てんかんの患者さんには，他の疾患に比較しても，特にうつの合併が多いことがおわかりいただけるかと思う。

では，てんかんの患者さんにうつが多いのは何故だろうか？　それには，大きく分けて3つの要因が挙げられる。まず第一に，患者さんの抱える心理社会的な要因が挙げられる。日頃から発作の多い方は，そのために就労が困難であったり，くり返す発作により，日常生活上の制約が生じることが心理的なストレスにつながる。また，てんかんを抱えることで自信を失い，周囲との接触に消極的となり，結果，社会の中で孤立を深めている方が多いのも現実である。本書でもすでに触れてきたが，てんかんの患者さんの社会生活をサポートする基盤が，わが国では決して十分とはいえない状況も社会的ストレスとなるのだろう。

　第二に，てんかんの病態そのものによる生物学的要因としてのうつ状態が挙げられる。これは，てんかんの病巣が，脳組織の変性や発作時の過剰な放電などにより，人間の情動や欲求に関わる脳内の神経回路を直接的に障害することによって，気分の落ち込みや意欲の欠如をもたらすもので，特に，脳内でも側頭葉やその近傍にある辺縁系といわれる部位に病巣がある場合に生じやすいとされている。

　そして，第三の要因としては，治療にともなう医原性の問題がある。抗てんかん薬の服用時において，さまざまな副作用が出現することは周知の通りであるが，特に頻度の高い，眠気や倦怠感などの副作用は，しばしば気分の不快や生活上の不自由を招き，これらがうつ病の端緒となる場合がある。また，ある種の抗てんかん薬の中に，うつや不安の副作用をもたらしうる薬物がある。その代表的な薬剤として，フェノバールという薬剤があるが，もちろんこれはすべての方に起きる副作用ではなく，主治医の適切な指導の下できちんと内服していれば，安全かつ有効な薬であることを強調しておく。

　さらに，多くの抗てんかん薬を併用している場合に，薬剤間の相互作用により新たにうつが生じたり，服薬の急激な中断も原因となる場合があるため，われわれ医療者としても，発作の抑制のみに気をとられず，投与中の薬剤がもたらす副次的な影響も含めて，常に注意を払う必要があるといえる。

　そして，もしてんかん患者さんにうつが生じた場合，その治療をどうするかであるが，基本的には，てんかんのないうつ病患者さんと同様に治療することになり，抗うつ剤の内服や休養等が主となる。ただし，こ

の際注意しなければならないのは，抗うつ剤の中に，その服用によってんかんの発作を増悪させる（＝発作閾値を低下させる）ものや，服用中の抗てんかん薬との相互作用により濃度上昇（ないし低下）をもたらすものがあるという点である．場合によっては抗てんかん薬の中毒症状が生じる危険もあるため，抗てんかん薬を服用中の方は，抗うつ剤の処方を受ける際に，その旨を医師に申告する必要がある．

　しかし何よりも大切なのは，その患者さんが何故うつになったのかを医療者側が正しく把握し，その原因に応じて，発作自体のコントロールはもとより，心理社会的問題への対処や処方中の薬剤の見直しなども考慮に入れ，包括的に治療にあたっていくことだと思う．もちろんその過程においては，患者さん方の協力も不可欠であり，自身の抱えている生活上のストレスや，日々の心身面の変調，副作用の出現などについて，診察の場で主治医の先生に忌憚なく話されるのが良いであろう．それによって，うつの発現を回避し，さらなるQOLの向上が見込めることと思われる．

（岩崎）

いい病院
いい先生って!?

　皆さんは，病院や主治医の先生を選ぶときにどのようなことを大切にしているだろうか？
　あるいは「いい先生に出会ったなあ」という経験がおありだろうか？それはどのような先生だったのだろうか？「病院，医者は選ぶ時代」「お医者様から患者様へ」などといわれるようになって久しいが，医療の本質がますます問われつつある。
　かたや，医師不足による地方の病院閉鎖，小児科医や産科医不足の問題など，連日のようにマイナス面の医療関連報道がなされているような印象もあり胸が痛むのである。
　2004年に福島県大野病院産婦人科で起こった事件は，医療従事者としては大変ショッキングな出来事であった。帝王切開手術の結果亡くなった患者さんをめぐる裁判の行方は，医療界のみならず社会的にも大きな関心を集め，この事件以降，より高度な医療設備のある大学・総合病院にお産が集中してしまう病院が加速し「お産難民」ということばも生まれるほど出産事情が変化したことは記憶に新しい。迫り来る出産にどう対処すべきか，今後の産科医療のあり方や将来の方向性が懸念される出来事であった。
　健康，ひいては医療への関心の高まりとともに，患者さん自身の医学知識が向上し，セカンドオピニオンの考え方も定着しつつある昨今だが，これらが医療の質の向上につながれば，それは大変すばらしいことであ

る。そのような世相を反映し，テレビをつければ，ドラマ仕立てで疾患を解説してくれる番組や，「ゴッドハンド」と崇められる外科医によるドラマチックな手術場面が満載の番組などが放映されている。

　また本屋に行けば，疾患や薬関連の書籍はもちろんのこと，病院・名医ランキング本といわれる情報誌が何種類も並べられている。さらにインターネットの世界に及べば，わからないことがあると何でも「入力」し「検索」のボタンをクリックするだけで情報の裾野が無限に広がっていくかのようである。この莫大な情報量の中からどれが正しい情報なのか，自分にとってもっとも必要なことは何か……と絞り込んでいくことは大変だが，常時自分なりのものさしで考え，情報の渦にのまれないようにしたいものである。

　さて，ではどのようなものさしを持ちながら病院・医者選びをすれば，いい先生にめぐり会えるのだろうか？　幾度か「もしも先生の身内の方が私（あるいは家族の〇〇）と同じ病気だったら先生はどうされますか？」といった質問を受けたことがある。そんなときは「はて？　説明が教科書的過ぎたのかな？」と自問自答，反省しながら思いをめぐらせる。すると判断の方向性は大方変わることはないものの，判断材料に「家族」としての情や思いやり，他の親族との複雑な事情，経済的な問題……などさまざまな要素を加味する必要があることに気づかされる。病院・医者選びの基準に，技術や知識レベルの高さが必須であることはいうまでもないが，主治医との相性，病院の利便性，スタッフの雰囲気，清潔度など多くの要素が満たされて，初めていい病院・医者選びが可能となるのではないだろうか。

　病院や診療所，クリニックなどには通称MR（Medical Representative）といわれる医療情報担当者という方々が訪問している。主に製薬会社の社員さんで，自社製品の効能や使用法を医師に説明し，治療に役立つ最新情報を提供するのが使命である。彼らはいわば病院事情通でもあるので，病院や医者への見方もなかなか厳しいようである。3分診療，説明不足，専門医への紹介を嫌がる，わからないことをうやむやにする，同じ組み合わせの感冒薬ばかり処方する，待合室のスリッパや雑誌が汚い，スタッフがよく変わる病院は要注意だそうで，なるほど，気をつけなくてはと参考になる。

筆者自身，最近病院通いをすることがあり，患者としての視点で医療を考える機会を与えられた。そこで感じたのは，治療の最終目標＝疾患の治癒，完治というのは同じでも，そこに至るスピードは患者さん各々で異なるのではないか？　ということである。

　医療者側は，いかに早く治せるか，ということを常々考えるが，実は患者の立場はもっと複雑で，その基盤にはまず日々の暮らしがあり，取り巻く家庭・職場環境があり，突発的な出来事や日々変化する状況にも左右されているのである。そのような千差万別の背景を「それとなくわかってあげられること，時には一緒に足踏みすること」もいい先生には必要なのかなと思うようになった。長野県で長寿と低医療費を両立させようと奮闘されている医師の言葉「顔を覚え暮らしを知ることから医は始まる」が心に残っている。

　　　　　　　　　　　　　　　　　　　　　　　　　　　　（高橋）

発作を
しめくくること

てんかんという病名告知

　病名告知は癌にはじまったが，精神障害にも広く浸透してきた。特に，精神分裂病が統合失調症と呼称を変えたことは大きな影響があった。その後，痴呆症も認知症になり，ますます告知は進んできている。

　てんかんは，それ以前より本人に告知をしていた。

　症状から，自らてんかんではないかとわかることが多いと思う。しかし，「てんかん」という響きは決して良いものではない。呼称の問題は，今後の大きな課題となるだろう。

　しかし，多くの当事者は，積極的に受け入れる努力をしている。でもなかには告知とともに，そのひとの人生を大きく変えている場合がある。それは特に症状の軽い方，もしくは幼少時に発作が抑制されているひとに多いように思う。

　それでは，どのように影響を及ぼしているのだろうか。

陶芸家になったひと

　Aさんは陶芸家になった。女性である。発作はもう20年以上ない。

　Aさんと出会ったときは，すでに陶芸の道に入っていた。年齢も40歳頃であった。だからあまり生活のことでは深く入り込むことはなかった。だが一度だけ聞いたことがある。

「発作は完全に抑制しています。脳波も正常です。薬も単剤，少量で大丈夫です。何かやりたいことがあれば積極的になさってください」。
「私は病気を知ったとき，自立の重要性を感じました。陶芸に打ち込んできました。何とか食べていけます」。
　私の担当している方は，ほとんど結婚し出産もしている。特に問題はない。でも結婚，出産がすべてではない。Aさんはとても健康的な心の持ち主で，会うのが楽しみである。でももっとはやく会っていたらと思うこともある。

専業主婦になったひと

　Bさんは，心配症のひとである。発作は抑制されているが，体のちょっとした変調も見逃さない。
「外出すると，めまいや動機がすることがあります」。
　診察のたびに，違う身体症状を訴える。でも本人は，発作の前兆ではないかといつも心配なのである。
　彼女は結婚した。そして，2人の子どもを授かったのだが，長男は，発育に問題があった。その後20年経過して，発達の問題は完全に解決し，晴れて大学生となった。先日，就職も決まったと報告してきた。
　しかし本人は長男の成長には大きなストレスを感じていた。
　その後，本人にいつもの不定愁訴ではなく，健康診断でまったく意識していなかった病気が発見された。初期の癌であった。もともと心配性のBさんであるから，私はとても気になった。でもその反応は予想外であった。もともとの心気的な訴えは少なくなった。むしろてんかんを含めて病気と向き合って生活するようになった。その後もう5年以上経過している。
　先日，はじめてご主人と一緒に来院された。
「妻は病気してからのほうが，明るくなりました」。
　病気が良いわけではない。外から見ると落ち着いていても，本人のこころのなかはさまざまな想いが渦巻いているであろう。でもその不安と上手に向き合っていることは間違いないと思う。

登山家になったひと

　Cさんと私は長いつきあいである。ちょっと甘えん坊だが，もう50歳になった。いつも目標が高く，挫折の連続である。そんなとき彼は一人で山に登る。

　いつか私が朝早く，出張から帰ってきたとき，偶然上野の駅で彼と出会った。彼は小振りのリュックサックを背負っていた。月曜日の早朝のことである。その頃工場で働いていたので，月曜の朝から登山に行くような余裕はなかったはずである。

　「また，何かあったな」

　予想通り，その週の私の外来に予約なしでやってきた。彼が悩みのあるときは，いつもわかる。うなだれて診察室に入ってくる。

　「おばさんたちが，俺の作業が鈍いと工場長に言いつけた」。

　このことは年中くり返されている。Cさんの行動が遅いのは事実である。でも手先は器用で工場長もよくわかってくれている。

　しかし，同僚たちは容赦しない。そうはいっても10年もその仕事は続いている。文句をいうおばさんたちは，ほとんどが1年以内で辞めていく。

　彼は低い山なら走って登るそうである。体は細いのだが，手は野球のグローブのように大きく，腕と足も筋肉の固まりである。

症状をしめくくること

　慢性に経過する病気はたくさんある。喘息などアレルギー疾患，甲状腺機能障害など内分泌疾患，膠原病やリュウマチなど自己免疫疾患などは私たちのまわりに蔓延している。

　もちろん統合失調症，躁うつ病，神経症，てんかんは言うまでもない。このような心身の体質ともいえる慢性疾患と，どのようにつきあっていくかは大きな問題である。でも，実際には多くのひとがうまく向き合うことができる。それは何故だろうか。

　その理由の一つとして，疾患自体に自然治癒へ向かう，いわゆる回帰性があることがあげられる。これは病態自体が自然に消退していき，治癒することを意味している。多くの疾患は急性期に比較して，慢性期にはその病気の勢いは減弱していく。

さらにやや人間学的，哲学的ともとれる「自己治癒」という概念がある。心身の症状は二次的現象であり，病的内部環境が現実に適応するための自己防御反応とみる考えである。
　たとえば，てんかん発作は，てんかんという病的環境から，もとの恒常的に健康な脳内環境をとりもどすための反応と考えるのである。症状は急激になくなることはないのである。
　しかし，焦ることなく症状と向き合い，受け入れていく姿勢は，自己治癒を促進させる。症状があっても症状に対して「しめくくり感」がでてくることが大事である。簡単にいえば「治そう，治りたい」という気持ちが強すぎると，自己治癒を遅くさせる。症状を受け入れていくことで「しめくくった感じ」を体得できるようになると思う。

「自己治癒」を妨げる因子

　まず，治療薬以外の薬物の多用である。心配のあまり薬物に頼りすぎることは良くないことである。抗てんかん薬の維持量にしても，主治医と相談して，必要最小限に留める必要がある。
　家族の介入についてもまたそうである。親は子どもの病気に対して責任を感じ，また何とかしたいという気持ちが強いものである。その気持ちが強すぎて，過剰に子どもの病気に巻き込まれてしまうことがある。このことは自己治癒を遅らせる。
　学校や職場で発作が多い場合，社会や自分を取り巻く環境が悪いと強く考えているひとがいる。社会構造の問題に重点を置きすぎるのも問題である。
　主体的に自己の問題として考えることが大事だと思うのである。

（中山）

諦めずに
治療を続けること

　治療者であれば，難治といわざるを得ない方に会う機会は必ずあると思うが，諦めずに治療を続けたことがよい結果を生んだ例があったので，そのお話をしようと思う。何よりも見方をかえれば，セカンドオピニオンの重要性を教えてくれた患者さんだった。
　症候性全般てんかんの50歳代前半の男性である。生後，6カ月で頭部前屈する発作がみられ，West症候群と診断された。服薬を開始するが，発作抑制は困難で，知的障害も目立ちはじめ，小さい頃より施設利用になった。長期にわたり何人もの医師によってさまざまな抗てんかん薬が試みられたが，発作抑制は難しく，徐々に多剤となったようである。
　本人に会ったのは彼が30歳代前半のときだったが，このときには計7種類の抗てんかん薬を服用中であった。私も難治と決めこんで薬剤の変更はせず，しばらく様子をみていたのだが，発作は日～週単位で出現し，しばしば脱力・転倒し受傷する危険な発作が目立ち，そのほか，強直発作の群発があった。欠神発作もあっただろうと思う。倒れての外傷は頻繁で，顔面，口内を受傷し，口腔では粘膜のみならず筋組織まで達する傷をおって，口腔外科，歯科治療が必要になったり，顔面外傷の際には──私は精神科医であるから，縫合などよほどでなければしないが──頼れる外科の先生が留守のときには，慣れない手つきで縫合したりと，そんな経験が何度かあった。
　そこで，現状の治療では今後も変わらないであろうこと，多剤になる

に従って眠気が徐々に強くなっていること，発作の抑制は困難であってもQOLの向上が望めるであろうと考え，家族にその旨の説明をし，了解していただき，ゆっくりと薬剤の減量をはじめた。眠気の軽減が目的であるから，眠気の出やすい薬から漸減をはじめたのだが，この方法は眠気がともなうと起きやすい発作の場合に有効なことがある。途中何度か，発作増加がみられたが，昔，長年発作治療に携わってきた看護師長からいわれた，「減量にて発作が増えても極端でなければ，もう1～2カ月間はじっと待ってみるのも方法です。でなければ薬の調整はできません。バタバタせず様子をみていると発作はまた落ち着いてくることも多いです」というありがたいことばを思い出しながら，じっと我慢をしていた。

　幸い全身けいれんの頻発や重積という状況には至らず，また，家族がじっと我慢してくれたこともあって，5年近く経ってようやく3剤に薬の整理ができた。この間，1～2週間に一度，様子を施設職員から報告してもらったが，ある日「この1週間は発作の目撃はありません」との報告があり，たまたまと思っていたところ，その次の1週間も発作がなかったとの報告があった。ついに薬物減量が功を奏したかと喜んだ。父親も大いに喜んでくれて，周囲に「うちの子は発作がまったくなくなった」と盛んに話していたと聞いた。しかし，喜んでいられたのは数カ月で，再び発作が出現し，頻度も以前の状態にもどってしまった。予想していたことだが，やはりまた来たかという感じだった。しかし，QOLは改善しているのでよしとしようと考えたのだが，再び外傷に至る発作をくり返しみるうち，薬も一応整理できたので再度薬物治療を考えてみようと思い直して，ゾニサミドの少量（100mg）を追加した。そうしたところ翌週の報告では再び，発作がなかったとの職員の報告があった。多少，薬の初期効果？　があったのだろうとあまり期待しないようにしていたが，その後，「発作なし」の報告をもらい続けて，いつのまにか十余年経っている。

　今にして思うのは再発したとき，一時期でも発作がない状況ができたのだから家族も納得してくれるだろうと自己満足してしまったら，この結果は得られなかったということである。ゾニサミドが著効したのはほぼ疑いないのだが，私としては単純にゾニサミドだけで発作が抑制されたとは思わない。ゾニサミド，100mgの少量だけでこの患者さんの発作

を抑制することはできないだろうと思うからである。もちろん薬物の整理は必要であったと思うが，ゾニサミドを追加したタイミングとか，そのときの薬剤の組み合わせ，本人のもつてんかん病態の微妙な変化などがいい結果に結びついたのかもしれない。

　みかけ上の難治であったともいえるのかもしれないが，今までの治療経過からは私にはそうは思えなかった。冒頭にセカンドオピニオンの重要性を学んだ例としたのは，実はまだ筆者も若かったので，見栄をはって父親に「少しは発作も良くなるはずです」といってしまったので，治療を途中で諦めるわけにはいかなかったという事情があったからであるが，もし，そんなことがなかったら難治という先入観を拭うことなくさっさと治療を諦めていたのではないかと思う。

　であるからセカンドオピニオンを利用することは，先入観にあまりとらわれることなく，改めて治療を見直すきっかけになるかもしれない。難治といわれながらこのように上手くいく方は残念ながら少ないのは事実であるが……。

（須江）

ムダな治療を
仕分けする

　テレビや新聞で,「事業仕分け」の話題が大きく取り上げられることがあると,その様子をみるにつけ,私たちの税金がこんな無駄なことに使われていたのか！　と驚きと怒りの声を上げてしまうのは私だけではなかったであろう。
　この「仕分け」ということば,あたかも流行語のように使われている感があるが,考えてみると,普段の生活においても何気なく「仕分け作業」をしている場面がある気がする。先日わが家では,クローゼットや納戸に眠っていた衣類や雑貨,靴などを引っ張り出して,「必要なもの」「不要なもの」「今は必要ないが今後1年以内に必要な可能性があるもの」の3種類に「仕分け」した。そして「不要なもの」はフリーマーケットに出品し,ほとんど売ってしまった。おかげで,家の中がずいぶんとスッキリした。
　さて,私が関わる医療の現場でも,見直しや修正の必要を感じる事柄に遭遇することがある。これは病院の人員や設備,あるいはシステム上の問題に限ってではなく,残念ながら患者さんの治療においてもである。そこで,今日はてんかん患者さんの治療における,治療者からの視点による「仕分け作業」の意義について検証してみたいと思う。
　患者さんのこれまでの治療内容を見直す「仕分け」の契機があるとすれば,そのひとつに「政権交代」ならぬ「主治医交代」のタイミングがあるかと思う。前任者の異動や退職,他の医療機関からの転医などにと

もなって治療者が交代し，新任の担当医として患者さんに会い，それまでの病歴や検査データ，そして処方薬の内容などを患者さんの現症と照らしてみると，ときに違和感を覚えることがある。

このような場面は，特にそれまでの罹病（通院）期間が長かった患者さんに多いように思う。てんかんに限らずどんな病気でも，長年の経過の中でその病状は多かれ少なかれ変化していくものだが，発作との付き合いが長いてんかん患者の中には，仮に発作のパターンが変化していたとしても，そのことに特別な意識が向かない，あるいはわざわざそのことを主治医に申告しない方もいらっしゃるようである。あるいは主治医の側も，診察の回数を重ねていく中で，診察ごとに発作の状況を細かく聴取することがなくなってしまうのかもしれない。

先日，転居にともない他院から移ってきたある患者さんは，長年の治療の中で，お薬の飲み方を自己流にアレンジされており，処方されていながら服用していない薬があったり，主剤となる抗てんかん薬の服用回数を処方箋の指示よりも少なく飲んでいた。もちろん，患者さんの自己判断での薬の調整は，思わぬ副作用や症状の悪化を招く危険があり，決して好ましくはない。しかしその患者さんにおいては，そうした内服の仕方でも，発作自体はきちんと抑制されていた。つまり，現在の病状にそぐわない処方箋が何年にも渡って発行され続けていたのである。

また，薬の種類が多すぎるせいで，一体その患者さんの治療にどの薬がどれだけ寄与しているのかがわからないまま，漫然と処方がなされているケースも存在する。特に病状が程々に落ち着いている場合，これまでの処方内容に手を加えることで，却って発作がひどくなってしまうのではとの懸念から，患者さんと主治医双方が減薬に二の足を踏んでしまうようである。

しかしながら，長期にわたる多剤の連用によって，各々の薬の副作用や相互作用が幾重にも重なり，時間経過につれ，身体面や認知面での悪影響が生じる可能性を考慮すると，これら処方薬の「仕分け」はやはり必要であろう。さらには，てんかんの経過をフォローしていく上で，脳波や採血等の定期検査は必須だが，中には患者さんの経過観察上明らかに不必要な検査項目が含まれている場合もある。

これらは患者さんにとっての経済的損失のみならず，健康保険の財源

である公金が無駄遣いされていることにもなる。電子カルテが普及している昨今，従来通りの処方や検査の内容が，ワンクリックでコピーできてしまうことも，十分な検討を経ない安易な投薬・検査を蔓延らせている一因かもしれない。「事業仕分け」と同様，「治療仕分け」においても，現在講じている手段がその都度の情勢に見合ったものかどうか検証することが肝要といえる。

　もちろん，以上のようなケースは，数多くの症例からみれば一握りであろう。しかしいずれにせよ，治療者が，患者さんの治療に"仕分け"の視点を持つことは，患者さんにとって余計な身体的，経済的負担を解消させるメリットのみならず，治療者自身が己の治療を振り返り，その妥当性を検証する良いきっかけを与えてくれるのではないかと考える。もちろん，本家「事業仕分け」と同様，仕分け人である治療者自身が，冷静かつ公正な視点で治療内容を吟味し，的確に要不要の別を見定める確かな眼をもつ必要があることはいうまでもない。

〔岩崎〕

新規抗てんかん薬が投げかける課題とは

　抗てんかん薬といえば，フェニトイン（PHT），フェノバルビタール（PB），カルバマゼピン（CBZ），バルプロ酸の4つを知っていればよかった時代が長く続いていた。これらが四天王のようで，発作抑制率は7割近くあったと思われる。

　欧米では1990年代に多くの抗てんかん薬の有用性が検討され，この15年間に何と12種類もの新規抗てんかん薬が承認されている。なぜか日本はこの進歩に大きく遅れてしまった。ほかの領域でも同様のことがあり，統合失調症の治療薬である抗精神病薬，うつ病に対する抗うつ薬など日本は精神科薬物療法は後進国といわれている。その理由はたくさんあるのだが，なかでも臨床治験に対する理解が乏しくなかなか結果を得ることができないからである。

　そんななか2006年からたて続けに新規抗てんかん薬が4種類も臨床現場に導入された。それはガバペンチン（GBP），トピラマート（TPM），ラモトリギン（LTG），レベチラセタム（LEV）という。これによって残り3割の難治性てんかんの治療に大きな期待が寄せられている。

新規抗てんかん薬の現状

　最近少しずつ新規の抗てんかん薬の臨床効果や特性があきらかになってきた。まだ明確に証明されているものはないが，私の印象を述べる。

ガバペンチン（GBP）

　今のところ新規の抗てんかん薬はすべて増強療法としての認可しかなく，他の抗てんかん薬との併用である。ガバペンチンは部分てんかんの第二選択薬として使用される。作用はマイルドで，忍容性は4種類のうちもっとも高く，使用しやすいのが特徴である。そのぶん抗てんかん作用も強力とはいえない。もうひとつの特徴は，各種疼痛障害に有用とされていることである。慢性疼痛は有効な薬物が少ない現状の中，大きな福音となり始めている。

ラモトリジン（LTG）

　ラモトリジンは，部分てんかんだけでなく，全般てんかんにも有用とされている。抗てんかん作用のスペクトラムも広く，発作抑制作用もガバペンチンに比して強力である。しかし，薬物相互作用のため使用法が複雑である。特にバルプロ酸併用では，血中濃度が上昇するため，低用量で隔日投与で開始する。また決定的なのは，皮疹が10％近くに発現し，スティーブンス・ジョンソン症候群という重症の薬疹が報告されている。しかし催奇性などには忍容性が高いため，重要な位置づけの新規抗てんかん薬となっている。

　また，もうひとつの特徴は，双極性のうつ病相の予防効果が認められることである。双極性の気分障害で特にうつ病相の治療は困難で，「我慢の治療」と言われてきた。それは，抗うつ薬を使用すると躁病状態になったり，頻回に再発するようになったりすることが多いからである。皮疹などで使用しにくい面もあるが，総合的には重要な役割を担っている薬物である。

トピラマート（TPM）

　トピラマートはこの4つの抗てんかん薬でもっとも強い発作抑制作用を示す。とにかく発作を抑制したい場合は，本剤を使用する価値は十分ある。対象も全般てんかんと部分てんかんに有用で，難治性てんかんの治療にもっとも期待されている。しかし，忍容性には問題がある。鎮静作用が強い。また，時に不安を惹起し，情緒不安になることがある。運動失調や発語障害などが発現することもある。

レベチラセタム（LEV）

　レベチラセタムは，最近臨床現場に導入された．今のところ安全性が高く使用しやすいという特性が確認されている．多少の傾眠作用はあるが，飲み心地は悪くないようだ．発作抑制スペクトラムも広く，多剤併用治療に抵抗を示していた難治性てんかん症例が，レベチラセタム使用によって多剤併用から解放され，発作も抑制または減少した経験をしている．まだ使用例も少ないのでこれから慎重な評価が必要である．

　今のところ，
　　　①成人難治部分てんかんの部分発作にガバペンチン，トピラマート，ラモトリギン，レベチラセタムの併用療法は有用である．
　　　②ガバペンチン，トピラマート，ラモトリギンは高用量ほど効果が増す傾向があり，副作用の発現率，脱落率も用量依存性であった．
　　　③トピラマートは低用量で開始し，緩徐に増量すると副作用が現れにくい．
　　　④ガバペンチンは，ミオクローヌスを発現・増悪させることがある．
などの報告がある．

従来の抗てんかん薬の役割

　従来の抗てんかん薬のうち，フェニトインは，発作抑制のスペクトラムも広くいわば万能の薬物だった．しかし，現在のアルゴリズムでは，その地位を明け渡している．そのもっとも大きな原因は，催奇性をはじめ全身にわたる多様な副作用の問題である．新規抗てんかん薬の導入で，従来からフェニトインで発作が抑制されている方はどうすればいいのだろうか．これはケースバイケースと言わざるを得ない．私たちの治療では，フェニトインの血中濃度が低レベルで有用な例はそのままで薬物変更はしない．

　そのほか，フェノバルビタール，カルバマゼピン，バルプロ酸についても今後の大きな課題となると思われる．新規抗てんかん薬は，難治性てんかんの治療だけでなく，従来の抗てんかん薬の使用法にも多くの問題を投げかけている．

（中山）

第3部
生活指導に関すること

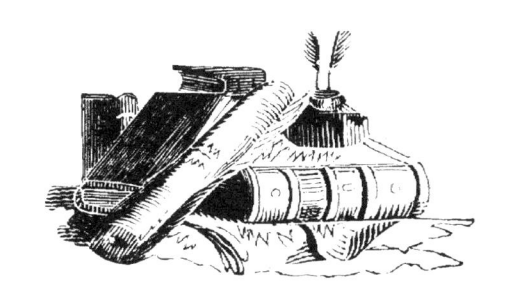

就学について
（その1）

「てんかん治療にかける想い（第1部23頁）」で「生活の質」の指標としてあげた就学，就職，結婚，出産，個人および社会活動の5項目のうち今回は就学について述べることにする。前に述べた5項目のいずれもてんかんをわずらう本人にとってはもちろん，家族にとっても大きな課題であることは疑いない。特に就学は人生において初めて親との関わりから離れ，集団の中で生活をともにさせるという点で，発作の心配はもとより，発作が抑制されていても長期にわたって服薬を要するてんかんをもつ子の親にとってはもっとも心配がつのる時期であろうと思う。しかし筆者の経験では病気の重さにもよるが，後に述べる告知の問題も含めて不利をこうむることは思いのほか少ないように思う。

それでは就学にあたってQOLの向上にどのような点を考慮すべきであろうか。そして家族はどうしたらよいであろうか。ただし，ここに述べることは多少とも私的意見をまじえることをご容赦願いたい。

小学校の入学が迫ってきた家族がまず心配することは，この子は勉強についていけるだろうかということであろう。小学校入学以前より知的発達の遅れ（精神発達の医学的評価が欠かせない）がうかがわれていたとすれば，普通学級か，特殊学級または養護学校のいずれを選択すべきかを迷うことになる。しかし，たいていの両親は普通学級を選ぶことと思う。この理由は述べるまでもなく明らかであるが，QOLの向上を考える時，患児にとってふさわしいのは後者であろう。というのは特殊学級

ではそれを専門とする教師が指導にあたっているからであり，少人数を受けもつことから個々の患児の能力に添った適切な指導が期待できるからである。普通学級では残念ながらそのようにはいかないのが現状と思う。普通学級の先生は皆が目標に達することを望み，熱心に教えてくれると思うが，それでも一部の生徒はとり残されてしまう。患児に知的障害がみられるならばなおさらであり，じっくり学べば身につく課題さえ普通学級では不可能になる。この時期にいかに適切な教育を受けたかは将来の社会的自立にかかわる大切なことであるが，これではQOLの向上は望めない。ただし，普通学級への就学が困難な患児は2割強ほどである。多くは普通学級に通うことができる。もし知的障害が予想され，わが子が学校教育に適応できるかどうかを迷うならば，主治医に相談して客観的評価を受け，参考にしたほうが良いと思う。

　就学における次の問題は，学校へ病名を告知すべきかという点である。これに関する治療者の態度は，告知すべき，告知しない，発作状況などから必要ならば告知という意見に三分される。告知しないとする立場はそれによってもたらされる学校での不利を問題とするからであり，必要ならば告知するとの立場もどちらかといえば同じ理由によるものである。一方，家族の立場はどうであろうか。おそらく治療者以上にこれら二者の割合が高いのではあるまいか。消極的ではあるがこれも家族の心理からすれば理解できる。では，どの態度がよいのであろうか。残念ながら相談があってもこれに対する文字通り的確な判断をくだせる治療者はおそらくいない。こんなことをいうとおしかりを受けそうだが，治療者による，ひどく客観的な評価に加え，どちらかといえば主観的な家族の判断，加えて一部の教育者に限られるではあろうが，機械的ともいえる判断がそれぞれ関わってくるからであり，これらの状況を総合的に踏まえての判断が必要になるからである。これらを就学の時期に的確に判断することは不可能である。もっとも尊重すべきは患児の主観的意見であるが，残念ながら病気の理解もおぼつかないこの時期には無理である。したがって，筆者はてんかんの状況から必要であれば報告するという立場を家族には勧めている。ただし，必要な状況とは発作の状況のみならず，他の付随する精神・身体症状，治療による影響も含めての話である。学校生活において発作が起こる可能性があれば報告すべきことはまったく

疑いないが，その可能性がひどく乏しければ報告を控えるのは仕方がないことと思う。しかし，発作が起こる可能性がなくとも，動作が緩慢，集中力に欠けたり，落ち着かないなどの行動の問題がみられる場合や，それこそQOLの向上に努めながらも服薬による運動能力などへの影響がみられる場合では，逆に報告をしておいたほうが周囲から配慮をしてもらえてよい場合があることも事実である。

（須江）

就学について
(その2)

　就学の続きである。前回は学校に病名を告知すべきかどうかについて触れた。てんかんの状況から必要であれば告知するというのが筆者の考えであった。では，どんなことを報告すべきだろうか。まず先生との面談はじっくり時間をとってもらうこと。何かのついでにでは家族の姿勢は伝わらない。また，担任にだけでなく他の先生にも相談しておくほうがよいであろう。伝えるべきことは発作の型，長さはどれほどか，発作の頻度は，発作を起こす誘因は，服薬の状況は，前回述べた発作以外の付随する症状はあるか。何より大切なのは発作型を十分に理解してもらうことだと思う。当り前なのであるが，これがなかなか難しい。そのためにはことばだけでなく，発作の様子を家族は身振りも加えて説明したほうがよい。ことばで説明するにしても，ただけいれんと伝えるよりは「ガクンガクンとけいれんした」といったほうがイメージは伝わる。筆者は診察の際に発作型がわからない時には家族にその様子を演じてもらうことにしている。あるいは自分で演じて確認をしてもらっている。発作に遭遇する機会は少ないので，患児が発作を起こしたら先生は少なからずあわてることになる。しかし家族に演じてもらった様子と同じとわかれば冷静に対処できる。いつもの発作だから心配ないと思うのである。心配ないとは適切でないが，てんかん発作は重積という例外や発作による二次的外傷がなければ救急処置の必要はなく，必ず回復するからである。だから発作がどれほどで終わるのかもちゃんと伝えておく。

教師があわてずに対処できたかはしごく大切なことである。もし発作を見て大あわてをしたらどうだろう。周囲の，特に低学年の子どもたちは大変なことが起こったと思うだろう。それどころか自分の身にも起こるかもしれないと恐怖を抱くかもしれない。てんかんを知らない子のなかには感染するかもしれないと思う子もいるだろう。だからこの時安心させることはもちろん，一大事と子どもたちに思わせない冷静な態度が教師に求められるのである。この状況にうまく対処しないと，発作をみた恐怖はてんかんをもつその子へのいじめに発展するかもしれない。また，発作型にもよるが，発作により授業が中断となっても大した支障はなかったように再開することである。高学年にもなれば自分の発作が授業を中断させたことに罪悪感を抱くことだろう。くり返せば消極的態度に走らせることにもなりかねない。その心理的負担を軽くしてあげることである。あるいは割り切って担当の級友を決めておき，発作があったら保健室に連れていってもらうという取り決めをして，他の子は授業を続けるという方法もあるだろう。話が教師の側に飛んでしまった。わが子が発作を起こしている姿をじっくり見るのは忍びないが，よく観察し発作型を十分に教師に理解してもらうこと。そして発作が起こった時にうまく対処してもらうことが重要である。

　次なる問題は水泳である。この問題は避けて通れないが，積極的に参加させてあげてよいと思う。発作は泳いでいる時は起こりにくく，プールからあがってからのほうが注意が必要といわれている。プールからあがったら座るよう促すのは教師の務めであるが，睡眠不足はよくないので普段から睡眠を十分にとらせるのは親の努めである。注意が届きやすいように帽子の色を変えるなどは賛否もあろうが，監視人を増やすなどの適切な手段が講じられないなら仕方ないと個人的には思う。理想は帽子の色などを変えないことだが，現実的には難しい。ただし，てんかんだからではなく，体調を気遣わなければならない子たちのひとりとして対応してもらってはどうだろう。そのような子は何人かいるのではないだろうか。そして健康な子どもたちには「〇〇さんが気分悪そうなら教えて」と声かけしておく。なにより皆と同じ授業を受けさせることは，自分は違うのだという疎外感や劣等感を生じさせずに済む。劣等感は自信をなくし，消極的にさせるだろう。疎外感の増大は親，特に母親との

結びつきを強くし,依存的となって社会的自立を妨げることになるかもしれない。だからできるだけ学校の行事に参加させるのがよいと思う。親は激しい運動中に発作が起こったら大変と思い,かわいそうな子にしてしまったとの自責の念,あるいは償いから過保護になるかもしれない。筆者にもその気持ちは十分理解できる。しかし,大変失礼とは思うが過保護に育てて良い結果を生んだという家族をみたことがない。そのような家族はしばしば子どもの顔色を伺いながら生活しているようにさえみえてしまう。それでは親は気を抜くひまがないだろうから,情緒的に落ち着けないであろう。であれば,当然その子の情緒の安定も望めないことになる。

　てんかんの多くは小児期に発病する。だから学校生活をいかに送ったかは将来の社会的自立,QOLの向上につながる重要な問題である。理想と現実のギャップはいまだ大きいとは思うが,ギャップを埋めるなら少しでも先につながるような埋め方を考えてあげるのが親の役目ではないだろうか。

〔須江〕

就学について
（その3）

　田舎育ちの私にとって，大学時代，桜の花をみることは一大事であったことを思い出す。というのも各学年の始業は4月はじめだが，学年末で帰省し再び東京に出てくるころはすでに東京では桜の時期は過ぎており，田舎では開花していなかったからである。

　だから，新年度がはじまったと実感するのは，新入生を迎えたとき，新しいスーツを着た新人のサラリーマンの人たちをみかけるときだった。この時期は多くの人にとって特別な時期なのかもしれない。第二の人生をはじめる方もいるだろうし，自分は変わりがなくても周囲は変わっていく時期だからである。

　就学は知識を身につけるだけでなく，集団生活を通して社会のルールを学び，友達をつくり，その関係から他者への配慮を学ぶ，つまり，人間関係を築き，協力し合うことを学ぶ重要な時期である。今までのようなわがままだけではうまくいかないこと，逆に自分を主張していくのも大切であることを学ぶ時期でもある。

　子どもたちは経験から学んでいく。雨の降る寒い日に外で遊んだら，風邪をひく。大人はこんなとき外出は控えるが，子どもたちはそんなことはおかまいなく遊ぶかもしれない。大人が注意しても理由がわからず，子どもたちは風邪をひくという経験をして，雨の日は外で遊ぶべきではないと気づくのである。つまり体験が今後の発達にも大きく関わることになる。両親にとってはもっとも心配な時期であるかもしれない。学校

生活での体験（もし発作があったら周囲の反応は？　本人はどう思うか？　など）がその子のこれからの性格づくりに多少とも影響するからである。

　就学にあたってまず家族が悩むことは，学校に病名を伝えるべきか。そして本人に病名を告知すべきかであると思う。学校側は病名を知っておきたいとの思いがあるのは当然であるが，家族にはためらいがあり，治療者は必ずしも伝える必要はないという考えもある。これは一律に考えるべきではないということである。つまり絶対的なものでなく，病気の重さに応じて考える相対的なことだということである。

　頻繁に発作を起こすようであれば，学校側に病名を伝えるべきだが，そうでなければ，それまでの経過によって伝えるべきか否かを判断することになる。発作を起こす可能性がかなり低ければあえて伝える必要はないのではと考える。ただし，発作に限っては告知しなくてよいとしても，他に付随する精神・身体症状，あるいは治療による影響などが学校生活にマイナス面，たとえば，朝起きられず遅刻する，居眠りが多い，動作が緩慢，物事に集中できず落ち着かない，いらいらしがちなどの行動の障害をもたらしていることがある。このような場合には，逆に報告をしておいた方が学校側に配慮をしてもらえてよいことがある。発作による重症度だけで判断するのではなく，生活の質に応じて相対的に判断するものと考えた方がよいだろう。

　それでは，本人には告知すべきであろうか？　小学校ともなれば，周囲と比べ，なぜ自分だけ服薬をしているのかと思うようになるだろう。したがって，まずは服薬の必要性について説明すべきと言われる。その上で病名については，もっと理解できるようになってから，十分に時間をかけて説明する。さらに，知的障害を合併している場合では，普通学級か，特殊学級のいずれを選択したらよいかという問題が生じる。重度の知的障害を合併している場合には迷うことはないだろうが，軽度～中等度の知的障害をもつ場合はどう考えるだろうか。QOLの向上を考えるとき，ふさわしい選択は後者である。というのは，特殊学級では，少人数を受け持つので，個々の患児の能力に沿っての指導が期待できるからである。普通学級では残念ながらそのようにはいかない。先生の熱意はあっても，中間位の生徒を対象に授業は進むであろうから，一部の生徒

はとり残されてしまう。じっくり学べば身につく課題さえ，普通学級では不可能になってしまうかもしれない。この時期，いかに適切な教育を受けたかは，将来の社会的自立にかかわる大切なことだが，これではQOLの向上は望めない。私たちだって大学で学ぶことを何の基礎もなく小学校1年で教えられたなら，何も残らないのと同じである。

　普通学級に入れてスパルタ教育されれば，強引に能力は伸ばされていくと考える家族の方もおられるようだ。実際に人は，脳の機能のわずかしか使っていないと言われているので，脳の余力は十分にあるかもしれないから，スパルタ教育は一理あるかもしれない。しかし，そのような教育で残念ながら良好な発育が得られたお子さんを私は経験したことがない。小さいころに上手くインプットがなされず入り口で詰まってしまえば，神経のネットワークは広がらないことになってしまうのではないだろうか。個々の脳力（のうぢから）に合わせた療育指導が，知的障害を合併している場合には望まれるのである。

（須江）

就労の第一関門

　就労についてはどうであろうか．筆者がまだ駆け出しのころ，患者さんから「勤める時には病気のことをいわなければならないのですか」と訊かれたことがある．これが就労にあたっての第一関門であろう．返事に困った筆者は「みなさんがどうされているか確認してみましょう」といって，後日先輩医師に同じ質問をした．返ってきたことばは「病態や状況にもよるだろうが，自分からすすんで病気のことを申告して勤められると君は思う？」という逆の問いであった．「なるほど，それではなかなか勤められませんね」といったが，さらに先輩は「答えが出たでしょう．それが常識です」といったことを覚えている．以後，就労の相談を受けるごとにその先輩のことばを思い出すが，個人的にも就職活動をするにあたって発作を起こす可能性が低いならば病気のことを申告する必要はないだろうと思う．
　1990年前後のある報告では病気をかかえながらも70％余りの成人男性が定職についているとされていたが，現在ではかなり低下していることだろう．残念ながら完全失業率5％前後といわれる昨今において，てんかんという病名に限らず正直に自分の病気を告知して就労することはなかなか難しいと思う．ただし，時おり発作を起こしていて，職場でも起こす可能性がかなり高いのならば職場の理解は不可欠であるので申告すべきと思う．これは周囲に迷惑をかけないためということもあるが，何よりも身の安全のためであり職場環境の配慮をしてもらうことが重要だ

からである。

　次に就職してからの話にうつろう。もしも職場で発作が起きてしまったらどうであろう。発作をくり返せば解雇されてしまうのではと不安はつのるし，職場の無理解を嘆く人も少なくないだろう。時おり筆者はこの"職場の無理解"とはどんなものなのだろうかと考えてみることがある。というのは発作を職場で起こしてしまった方から，上司に説明して欲しいとの相談を受けることがあるが，そんな時に職場からは決まって「発作が起きた時は（特に強直間代発作や二次性全般化発作である場合が多いが）どのように対処したらいいのか？」という質問を受ける。介護する立場からすれば当然の質問ではあるが，詳しく訊くとそこには発作を起こされて迷惑だという気持ちよりも，発作を前にして何をしたらいいかわからず，このまま放っておいたら大変なことになりそうだという恐怖感がみられるように思う。つまり，職場の無理解のなかには，大げさにいえばそのような可能性は実際にほとんどないのだが，命の危険さえあるかもしれないような一大事には怖くて関われないという思いがあるのではないだろうか。これはてんかん発作がどのようなものかまったくわかっていないことからくるもので，わかろうとしない無理解ではなく，それ以前の問題である"わからない"という無理解なのである。筆者はこのような無理解の占めるウエイトも少なくないのではと考える。

　治療者のすべきことは，時には家族の務めでもあるが，てんかん発作は全身けいれんのように激しくみえる症状であっても一過性にすぎず，重積という例外や発作による二次的外傷などがともなわなければ必ず後遺症なく回復するものであり，命にかかわるような怖いものではないことをとにかく職場にきちんと説明し──当然，本人の同意のもとにであるが──理解してもらう努力をすることだと思う。職場の理解だけでなく相互の理解も大切なのはいうまでもない。ただし病態はそれぞれであるし，職場の環境もさまざまなので説明すべき内容や配慮してもらわなければならない点は異なるので主治医とは前もって十分に話し合っておく必要がある。しかし，それでも残念ながらわかろうとしない職場の無理解が少なからずあるのも事実である。この時は不本意ながら転職を考えざるをえないことになるかもしれない。そんな時にどんな仕事を望むかうかがうと，「雑務で机上が中心ならば」という返事をもらうことがあ

る。この発想は座っての仕事であればもし発作を起こしても大事に至らないであろうこと、雑務ならとりあえず無難にできそうという理由などによると思われるが、後者の「雑務ならば」というような発想をする就職希望者は病気をもつ・もたないにかかわらずかなり多いと思う。今の社会状況を考えるとこれでは就労はより困難になるのではないだろうか。発作をかかえていると希望しない職種に勤めざるをえないことが多いことも事実と思うが——それ故、個人的な意見となるが——多少とも専門性をもっているならばそれが活かせる職種を考えたほうが良い。雑務に携わっている方には大変失礼な話で申し訳ないが、専門的な職種につくということは誰にでもできることではないので、その分、解雇という憂き目にあうことも少ないだろう。前職場で同じような仕事をしていたとしても新しい職場で自分の専門性をより高め、職場にとって重要な人となれれば理想的である。これが簡単なことでないことは承知しているが、就労という問題については是非とも強気で向かってもらいたい。

(須江)

就労を困難にさせている要因

　就労にあたって病気の告知の問題，職場の理解の問題，不本意ながら転職せざるをえなくなった時の筆者の思うところを前節で簡単に述べた。次に就労を困難にさせている要因についてもう少し考えてみたい。
　もっとも大きな要因はてんかん発作であることは疑いないし，対する雇用者の態度がしばし問題となることは否定できないことである。しかし意外に思われるだろうが，就労と発作の頻度とは必ずしも相関しないとの研究報告が実は少なくない。つまり極端にいえば，発作の回数が多いからといって就労の妨げになることは少ないというのである。ある報告は発作頻度，発作型，病歴の長さなどのてんかんに直接関係する物事よりも，むしろ社会にいかに適応できるか，就労への意欲はどうか，いかに教育を受けたか，性格はどうかといった本人自身の要因が就労においては重要であるとしているのである。
　日常生活に服薬の影響をあまり及ぼすことなく，発作の抑制をいかにするかは主に医師の役目であるが，教育，社会適応，性格は本人がどのように育ったか，育てられたかに関わるものであり，家族と本人によるところが大きい。特に性格は生まれながらの素因と育った環境によって作られるので，親の役目は大切である。てんかんの多くは小児期に発病するのであるから，この時期をいかに過ごさせたかは性格形成に大きく関わっている。発作のことを心配するあまり，閉じこもりがちな生活を送らせたならば，消極的で依存的，自信のない子どもに育ってしまうか

もしれない。そのために社会的自立が不十分となれば社会適応は難しいことになる。うまく就職ができたとしても良い人間関係を作れないとなれば職場にはいづらくなるし，何かの機会に解雇の対象にもされかねないだろう。ただし性格だけが就労に関わる要因でないことは明らかだし，本来の性格傾向は変えられずとも固定したものではなく，環境からの心理的影響によって変わるものなので，変わろうとする本人の努力も大切なのはいうまでもない。職場の理解の問題は大きいが，それだけでなく本人もてんかん発作があるからと甘えることなく，できるだけみんなと協調できるように努めること，そして意欲をもって仕事に取り組むことが大事である。

　なお，教育についてはできる限り高い教育を受けたほうがよいとされている。筆者は高い教育を受けるということは，高いレベルの専門性を身につけることにつながるからと考えたい。専門性をもつことによって解雇の憂き目にあうことが少ないと思うからである。この点に関しては次の資格・免許の取得についても関連することになる。

　就労について話す時，資格ないし免許取得の法的制度の問題についても触れねばならない。専門性をもつようにと勧めながら法的制限のあることを話すのは心苦しいが，挙げなければならないのは運転免許取得のことであろう。就職活動をするにあたって運転免許の有る・無しは確かに問題であろうと思う。求人案内などを見ると運転免許を要すと思われるものは少なくないが，しかしそれほどに必要なのだろうか。確かに外回りの多い仕事，たとえば営業などでは運転免許は必要とされることが多いだろう。しかし，資格や技術を活かす職などはあまり運転免許を必要とすることは少ないのではないだろうか。やはり専門性をもつことは自分を助けることにもつながることのように思う。

　運転免許についてはすでにご存じと思うが，道路交通法が改正され，2002年から施行されて，てんかんは絶対的欠格から相対的欠格事由とされるようになった。つまり，てんかんと診断されれば病気の重さの程度にかかわらず運転免許の取得は駄目という一律であったものが，程度によっては免許の取得が可能になったということである。これは喜ばしいことであるし，就職の際に他者と同じスタートラインに立てる可能性が

できたことになる。今まで診療場面で問題として取り上げることにためらいがあった筆者にとっても嬉しいことであるが，相対的とはなったものの判断基準があるので，免許の取得・更新ができるかどうかについては，主治医に相談し，確認してもらうことである。ここで極めて重要なことは，てんかん発作であるがゆえに主治医がその症状を目撃することは限られるので，てんかん発作が「有った・無かった」の申告の多くは，家族からもあろうが，本人においてなされるという点である。したがって，責任をもって誤りのない申告をしなければならないことは当然である。

　さらに，運転免許以外にも資格・免許の取得に法的制限がつけられているものがあることを付記せねばならない。その職種はさまざまなのだが，ここで具体的に述べようとは思わない。なぜなら，なぜ欠格事由となるのかまったく理解に苦しむものもあるからで，こうなったのはてんかんという病気が昔，精神病のひとつと公が受け入れてしまったことによるのだが，ナンセンスと思うものが少なくないからである。ただしこちらも見直しが徐々に進んでいる。今後さらに合理的な見直しを期待したいが，ナンセンスなものは改正されるなり削除されるであろう。

(須江)

てんかんと
月経について

　日々の外来診療において，てんかん患者さんへの問診の際に訊ねるべき事柄は多岐に渡る。前回受診以来の発作回数や発作の様態，生活上の変化などはもちろんだが，女性の患者さんに対して，私が特に心掛けて訊ねていることがある。それは，患者さんの月経がどんな状況にあるかということである。

　もちろん女性にとって，月経は実にデリケートなものであり，男性の私が，ご婦人方に月経についてあれこれ訊ねるのは，些かぶしつけな気もする。しかし，そこを敢えて聞くのは，女性におけるてんかんと月経の間には，少なからぬ関連が存在するからなのである。

　そもそも，月経周期にともなって，人間の身体はさまざまな生理的反応（体温の変化，身体のむくみ，便秘，頭痛など……）を示すが，脳の神経も月経周期によってその活動が変化することが知られている。特に，てんかんという脳疾患を抱える女性においては，月経周期が発作の頻度や性質に及ぼす影響は決して少なくない。また，反対に，てんかんの病態が月経に及ぼす影響も無視できないのである。

　実際，女性のてんかん患者さんには，そうでない女性に比べて，無月経や不規則月経などのいわゆる「月経障害」を来している人が約2～3倍多いというデータがある。では何故てんかん患者さんに月経の問題が生じやすいかについてであるが，これには主に2つの理由が考えられている。

　まずひとつには，てんかんの病態そのものによる影響，つまり，脳内

で発生するてんかん性の放電（脳神経の過剰興奮）が，下垂体や視床下部といった，各種性ホルモンの分泌を担う脳内の器官に波及することで，そのホルモン分泌の異常がもたらされる点である。

　また，2つ目としては，服用中の抗てんかん薬による月経への影響が挙げられる。薬剤が性ホルモンの体内での動態に影響し，その代謝を阻害あるいは促進するなどして，いわゆるホルモンバランスの不均衡を生じさせるというものである。

　月経周期につれ，各種性ホルモンの体内での分泌量は変動するが，月経周期を担っている主要な性ホルモンは，エストロゲン及びプロゲステロンという2つのホルモンである。そして，これまでの臨床研究や動物実験により，これらのうちエストロゲンはてんかん発作を増長しやすく，逆にプロゲステロンは抑制的な効果を示すことが明らかとなっている。

　外来診察で，発作と月経の関係に注意して問診すると，約1カ月間の月経周期のうち，ある特定時期に集中して発作が生じている女性の患者さんに出会うことがある。

　実際に，近年，月経周期に関連して，その特定時期にてんかんの病状が変化するてんかん症候群が提唱されており，「月経関連性てんかん」と呼ばれている。これらは，発作が月経周期中のどの時期に生じやすいかによってタイプ分けされているが，日常の臨床場面でよく遭遇するのが，月経時期，特に月経開始前後の数日間に発作を多くみるパターンである。この時期に発作が多くなる理由としては，月経が始まる数日前から月経期間中にかけ，前述のプロゲステロンが体内で減少するため，発作の抑止力が弱まる点が推測されている。他には，排卵時期に発作が頻発するタイプや，無排卵の状態下で黄体期（月経周期の後半期）に頻発するタイプもある。

　しかしながら，このように月経との関連を示すてんかんに対する特別な治療法は確立しておらず，基本的には通常のてんかんと同様に治療することになる。しかし，抗てんかん薬の選択にあたっては，月経への影響が比較的多いとされるバルプロ酸などの薬剤よりは，比較的影響が少ないとされる薬（新規抗てんかん薬のラモトリギンなど）を選択するのが良いと考えられる。

　また，月経周期が規則的であれば，あらかじめ発作の生じやすい時期

がわかることになるので，その時期には特に早めの就寝を心掛けたり，外出の予定を控えるなどして疲労・消耗を避け，発作頻度の増長を防ぐ試みもできようかと思う。また，発作が多い時期のみ，抗てんかん薬の服用の仕方を変えてみることで，この時期の症状をある程度軽減できる方もいる。

　もちろん，すべてのてんかん発作が月経との関連で解釈できるわけではないし，両者の関連については未解明かつ不確実な部分が多いのも事実である。したがって早合点は禁物だが，本書を読まれた女性患者さんの中で，ご自身の月経とてんかんの関係について改めて注目なさると，今後の治療の進展につながる手掛かりを得られる方がいらっしゃるかもしれない。

（岩崎）

結婚について
（その1）

　かけがえのないわが子の幸せを願う時,「幸せに結婚できるだろうか？」「無事に出産できるだろうか？」と思いめぐらすものである。てんかんをもつ子の親の場合,発作のコントロールは基本的に主治医に委ねるしかないが,結婚・出産に関わることは適齢期ともなれば頭を悩ませることになるのではないだろうか。てんかんがあっても満ち足りた結婚生活を送り健康な子どもを育て上げる人は多い。ではどうしたらよりスムーズに乗り越えることができるのだろうか。

　本書ではすでに就学時期の患児を対象に,将来の社会的自立,QOLの向上のために家族や周囲がどう関わるのが望ましいかを考えてきた。今回は生活面・精神面ともに真の意味での親からの"自立"ともいえる結婚についてご一緒に考えてみたい。結婚は出産にもつながる重要なライフイベントであり,だからこそ難関である。しかし本来は人生最大の喜びでもあるので,深刻にならずに受け止めるために,本人と周囲はどう振舞ったらいいかを念頭に話を進めてみよう。当然のことながらてんかんの重症度や家庭,生活環境はさまざまなので,ここでは発作の程度は軽度から中等度の一般的な環境の方をイメージした内容であることをご承知おきいただきたい。

　人生の価値観や生き方は千差万別であるので,果たして結婚が本当にてんかんをもつ人のQOLを高めるのかは疑問な点もある。一般教養を身に付けたり仕事をして生活の糧を得ることは,誰もが経験しておいたほ

うがよいであろう。しかし結婚は，特に最近は昔のように誰もがするものというより，個々の人生観に基づき，より豊かな人生のための選択肢の一つという考え方も増えているように思う。選択できるがゆえに悩みや迷いも尽きず，てんかんをもつことで消極的な選択をしてしまうこともあるだろう。とはいえ伴侶をもち苦楽をともにすることは，よき支えを得ることにもなり，精神的安定がてんかんに良い影響を及ぼすこともありえる。そこで当然と思われる方には大変失礼だが，筆者はてんかんをもつ方々も目の前に立ちふさがるさまざまな現実的問題に臆することなく，自分の感情や感性を大切にし，意志をもって積極的に結婚という選択をしていただきたいと思う。では具体的にはどのようなことをポイントとして取り組んだらいいのだろうか。

まず第一のポイントはやはりてんかんであることをいつ，どのように相手に告げるかということである。てんかんを患いながらも健全な学生（社会）生活を営んでいれば，やがて思春期を迎え恋愛をし，ごく自然に結婚を望むようになる。誰しも好きな相手には自分をよく見せたいと思うものなので，交際をする段階で病気の告白をするのは大変勇気がいることだろう。発作の頻度が日～週単位というほど頻回でなければ交際相手と一緒の時に発作を起こす可能性は低く，あわてて告白をする必要はないように思う。ましてや相手が成人前であればまだものの考え方は未熟であろうから，たとえ親を介して説明したとしても誤ったイメージを抱いてしまうこともあり得るだろう。もし一緒にいる時に発作を起こしてしまったら，発作の病気であること，薬を飲んでいればほぼ心配ないこと，発作時の対処法などを相手に告げねばならないが，てんかんという病名まであえていう必要はないように思う。訊かれるまでは何もいわないという方法もある。この時に家族はあくまで本人の意志を尊重し，もしも悩んでいるようなら一緒に考え見守ることが大切である。ここで自立への扉を閉ざしてしまわぬようになるべく親子ともども消極的にならず，病気の存在を知ってもらうことが相手の成長にもつながるなら理想的だ。

やがてお互いの理解が深まり結婚を考えるようになると，病気の告知という問題は少し深刻になる。なぜなら，共同生活をすると発作や服薬の事実が明確となる上，出産や子育ての心配も生じてくるからである。

夫婦が生涯を通して確かな信頼関係を築いていくためには告知は避けられないのではないだろうか．つまり，交際相手と結婚を考え始めた時が遅くとも告知のタイミングといえよう．病気を含めて素の自分を認めあえなければ伴侶とはいえない．相手がすべてを受け入れてくれた誠実な人であっても，義父母が心配し過ぎてこじれることがないように早い段階で話し合いの機会をもち，可能なら皆で主治医を訪れると良いだろう．この際主治医から病気の性質，病因，予後の説明を受け納得のいくまで話し合うことが望ましい．筆者の外来では，カップルで受診し真剣に発作時の対処法を訊かれる方も多く，愛情の深さを感じほほえましい経験をすることが度々ある．お互いに支えあうことは山ほどあるだろうから，引け目を感じることなく一緒に乗り越えるつもりでいてほしい．

〔高橋〕

結婚について
(その2)

　今回は結婚についてのさまざまな不安を乗り越えてゴールインされた夫婦が，発作とうまく向き合い，思いやり支え合いながら結婚生活を営んでいくためには，どのような意識をもち工夫するのが良いかということを考えてみたい。ここでは，すでに病気の告知がなされ，お互いが病気についてある程度理解を深めあったケースを想定してみよう。

　どちらかがてんかんをもつ夫婦が夢のような楽しい結婚生活を維持していこうと思うと，何か特別な努力や工夫が必要かのように思われるかもしれない。しかし現実には食事・睡眠・家事全般・雑用といったごく当たり前の生活がきちんと送れるかどうかが基本になるだろう。それらのうち発作が起こることで中断したり危険をともないやすいのは，食事の支度ではないだろうか。
　包丁を持ったり火を使っている最中に発作を起こしたら，煮えたぎったお湯をひっくり返してしまったら，と心配は尽きない。家事すべてを完璧にこなすのは，たとえ病気をもたない人であっても不可能であろうから，できることとできないことを分けて考えて，できることを大切にし最大限努力する，という考え方がよいのではないかと思う。
　したがって，より大事に至りやすい揚げ物調理などは極力避けて他の得意料理に腕をふるえば家事に自信がもてるようになり，QOLの向上にもつながるかもしれない。

発作時の対処の仕方や服薬管理・通院のサポートについては相手の協力が必要となることもあり，逆に支える配偶者にとってもどのように救急措置をとるべきか心配な点が多いだろう。
　もちろん発作頻度・種類により対処の仕方も異なるので，少なくとも一度は夫婦そろって主治医より具体的なアドバイスを受けるとよい。それまで患者自身が自己管理によって発作を切り抜けていた場合でも，配偶者が実際の発作に遭遇して動揺してしまうことがないように，むしろ心強いサポートを得て精神的により落ち着いて発作を乗り越えたり，積極的に服薬・通院治療がおこなえるようにしていきたいものである。
　てんかんをもつ女性が結婚されると次に考えねばならないのが妊娠・出産・子育てについてである。さまざまな点でリスクをともなうことはやむを得ないことだが，子どもを希望されるなら病気のために女性としての喜びを断念したりせず，妊娠前から夫婦でよく話し合い，主治医に相談をして，両親に祝福され，援助が得られるように準備を進めることをお勧めする。この妊娠前カウンセリングの際には，薬の調整に必要な期間，妊娠中のてんかん発作コントロール，妊娠・出産・産褥経過，抗てんかん薬の催奇形性，てんかんの遺伝性，発作の子どもに与える影響，授乳の可否など知っておくべきことがたくさんあるので，ややもすると立ちはだかる壁の高さに気後れしてしまうかもしれない。しかし本人の意思とご主人やご家族の理解，積極的な協力が得られれば乗り越えられるはずである。
　子育ての際には，てんかんをもつことを負担に考えすぎずに，危険を回避する工夫をしながら，愛情深く楽しみながら子どもに接することができれば，健康で情緒豊かな子どもに育つであろう。配偶者や御両親の協力は必要不可欠であるが，あまりに過保護になりすぎたり，心配のあまり母親が子どもに接する機会を少なくしすぎてはいけない。
　なぜなら授乳の母子相互作用や母子関係における抱っこの効果は計り知れぬものがあり，女性が母親としての役割を奪われないようにすべきだからである。
　具体的な工夫としては，入浴の時はできるだけかたわらに付き添う人がいること，ミルクを飲ませる時は寝かせて飲ませること，抱っこの時は母親も床に座っていること，階段は後ろ向きに降りるほうがより安全

な場合もあること，抗てんかん薬の管理などである。

　火の元やアイロン・暖房設備の危険，玄関・浴室の出入り，危険物の入った戸棚に注意することなどは乳幼児がいる家庭には共通であり特別なことではないが，発作が起きた時のことを想定してより危険が少ないように鍵の強化などの工夫が必要だろう。育児による睡眠不足や服薬のし忘れで発作が増えることがないように，特に休息がとれるように御主人は協力して，精神的にも見守ることが大切である。

　妊娠・出産・子育てを通して夫婦の信頼関係や双方の両親との結びつきが深まればなおよい。てんかんをもつ女性が妻として，母としての役割機能が果たせることが真のQOL向上につながるのではないかと思う。

　以上2回にわたりてんかんをもつ方の結婚・妊娠・出産・子育てについて考えてきた。いささか理想論の感があるかもしれないが，てんかんをもつことで結婚・出産という素晴らしい経験ができる可能性を自らなくして欲しくはないと願う筆者の思いを述べた。

　　　　　　　　　　　　　　　　　　　　　　　　　　　（高橋）

病気とともに
結婚すること

結婚すること

　その昔『愛と死をみつめて』という実話に基づいた映画，歌があった。死の病とわかりながら結婚する純愛小説であった。
　てんかんは死を意味しているわけでもなく，ほとんどの方が発作もコントロールできる疾患である。でもイメージはあまりよくない。
　昔，江戸時代から明治時代にかけては，精神病院のことを癲狂院（てんきょういん）とよんでいた。まだ精神医学が医学になりきれていない時代のことである。精神症状を持続性と発作性にとらえていたのだ。これは脳機能から考えると結構冷静な見方であり，症状学的に現在の精神医学に貢献している。
　いずれにしても，てんかんだけではなく，慢性疾患とともに生きることの大変さにはかわりはない。特に女性の場合，結婚という場面になると周囲の理解は得にくいことが予想される。

積極性が必要

　では，私の担当している患者さんでうまく結婚し子どもも授かっている方を紹介しよう。Aさんは性格的にも問題があり，自分の評価をいつも気にしてすぐに傷つき落ち込むひとだった。家族のちょっとした発言でも涙を浮かべて，診察の場面で長い時間，自分の不幸物語を喋る。私がアルバイトをすすめたところ，彼女はコンビニ店員を始めた。これが

また店長とうまくいかず，いつも憂鬱な話を聞かされる。でも，あるとき明るい表情で診察室に入ってきた。
「彼が出来ました」
でもこれからが長いのである。
「別れました」
それから何度これをくり返したであろうか。でも2年前ついに先方の両親にも病気の話をして結婚することが決まった。そしてすぐに妊娠。現在1歳の母親である。
この方の場合，病気だから結婚できないという考えはまったくなかった。いつも正直に話して積極的に恋愛をしていたからである。

家族の喜びと心配

Aさんの母親は，Aさんが追いつめられると，手土産をもって私のところにやってくる。私が担当している15年間で何回来られただろうか。今回はさすがのお母さん，結婚，出産で頻回に来院された。先日，孫を抱いて安堵の表情を浮かべておられた。
「こんな日がくるとは思っていませんでした」
その横でAさんは既に強い母親の風格があった。ちょっとしたことで傷つき落ち込んでいたAさんとは思えなかった。でもお母さんは「これからが大事です」と現実を直視した発言をしていた。Aさんは育休後，職場に復帰した。このお母さんの援助を受けながら。
私は何に対しても積極的なAさんの勝利だと思う。消極的に自分の不幸を悩むのではなく，現実に目をむけ，積極的に生きることが重要だということをあらためてAさんから学んだ。

目標の意義

私事であるが，ここ数年来，母が臥せって，入退院のくり返しである。ついに家で介護ができなくなり，現在施設に入所している。私の人生が狂い始めた。私は母子家庭で育ち，母の老後を見るのが大きな役割と自負してきた。でもそれがかなわなくなり，私にとって何もかも無意味のように思えてきた。だからあまり自分の心に深入りしないようにしている。
でもまだはっきりわからないが，少し生活の，働く目標，稼ぐ目的が

見えてきたと最近思うようになってきている。そうすると母への対応の仕方も，以前より余裕が出てくる日もある。まだわからない。油断できない。私が得ようとしている「生きる目標」をここで披露することはできない。本当かどうかわからないし，恥ずかしいし。でも稼ごう，稼がないと実現できないと思うようになり，働く意義を取り戻しつつあるように思う。

　目標が必要である。目標があれば積極的な生き方ができる。

似て非なるもの──こうあらねばならないという観念

　目標と似て非なるものに，こうあらねばならないという強迫的な観念，思考がある。われわれはこの観念に支配されることがある。今回結婚をテーマにしているが，「結婚しなければならない」ということはない。すべて自然なことである。そうでなくても，私たちは自分に規則のような規範を感じ取って，それに向かって強迫的に頑張ったりする。これも根こそぎ否定はできない。でも実現不可能な空想的なことで，自分を縛っても意味がない。実現できない自分を過小評価し，落ち込むだけである。現実の中にしか真実は存在しない。そこに視点をあて，でもそこに留まるのではなく，視点を拡げるのである。毎日の生活というフィールドに拡げていく。病気はささいな自然の一部であることがわかる。

　こうあらねばならないという観念から解放されることが自然な生き方である。

自分も自然の一部

　台風の進路を変えることはできない。雨，風を止めることも，また紅葉をやめさせることもできない。雪がふるのを，霜がおりるのを止めさせることもできない。時間を止めることはできない。そのような自然の摂理，自然の一部に人間もいるのである。

　だから，私たちも自然とともに生きるしかない。自然はコントロールできない。できないことを目標にしても仕方ない。不都合な自然の現象や行為は時間ととも必ず去っていく。そんなときはじっとして去るのを待つ。台風が過ぎ去るのを待つように。

　自然に逆らわないで粘り強く生きていると，必ず何もなくても落ち着

いた平常心が生まれる。そうするとたくさんの人の心がわかるようになり、自然に生きる充実した日々が得られる。
　完全で、理想的な自分でなくても、生きていけるのである。

（中山）

てんかんと
妊娠・出産についての話
（その1）

　てんかんはどの年齢でも起こり得る病気だが，乳幼児期に発病率が高いことはすでに述べた。したがって初診は小児科というのが一般的であるが，成人になると通院先はキャリーオーバーの方，つまり，小児科にそのまま通院される方と他の科，精神科，神経内科，脳神経外科などに移られる方などさまざまになる。一貫して診療することが理想的なのかもしれないが，病院の体制によってはそのような診療ができないという場合が少なからずある。ただし，成人に至って他科に移ることは悪いことではない。違った視点からご本人の病気を診てもらうチャンスかもしれないからである。
　前置きが長くなったが，このように成人に至って移って来られた患者さんが独身の女性であったとき，しばしば確認することはその方の結婚観についてである。ときには移って早々結婚の相談を受けることもある。小児期にはあまり問題にする必要はなかったことだが，成人になると現実的となるからである。以前，私はあまり結婚の話題に触れることはなかった。しかし，近年では自分から結婚について話される方が多くなったような気がする。結婚について積極的に考える方が増えているのであれば喜ばしいことである。いずれにしても結婚の話題については避けて通れないことが多くなり，最近ではむしろ私の方から，「結婚についてはどう考えていますか」と折りをみて確認するようにしている。結婚が具体的になりつつあれば，妊娠・出産という大切なことがあるので，前

もっての助言が必要だからである。そこで以前にも妊娠・出産について書いたことがあるが、今回はもう少し詳しく述べたいと思う。なお、今回お話しする妊娠・出産に関する内容は兼子直先生らの報告をかなり参考にしていることを付記しておく。

　妊娠する前に抗てんかん薬が中止できているのがもっとも理想的だが、妊娠中に発作発現のリスクがあるとみなされる場合ではむやみに中止というわけにはいかない。全身けいれんが妊娠中に起これば、胎児仮死、流早産の危険性が増すという指摘（ただし、十分な根拠はない）がある。したがって結婚が決まったからといって早急に服薬を中止してしまうという方法は現実的でないことが多く、できるだけ単純化、つまり単剤治療にすることがまず当面の目標になる。単剤にすべきなのは抗てんかん薬の胎児への影響、つまり奇形の発現（催奇性）の可能性が多剤服用者では高くなるからということをご存じの方は多いと思う。

　では、どれほどの子に問題をみるか、というと抗てんかん薬を服用している妊婦ではてんかんをもたない女性に比べて2倍強というのが一般的である。具体的には一般人口の奇形発現頻度は4％強との報告があるので抗てんかん薬を飲まれている方は10％ほどということになる。パーセントだけをみるとそんなに高いのか（ただし、服用中の方であっても4〜8％という報告も実はあるのだが……）と思われる方が圧倒的に多いのではないだろうか。しかし、ここで注意すべきはこれは抗てんかん薬を何種類か服用されている方も含めたパーセントだということである。そこで、単剤治療の方だけをみてみると兼子先生らの報告ではだいたい6〜8％となっている。単剤治療であっても高いことに変わりはないのだが、一般人口の奇形発現頻度のせいぜい1.2〜1.6倍といったところになる。しかし、個人的には催奇性が多剤だと10％ほど、単剤でも6〜8％であるという話はあまりしていない。調査によってバラツキがあり、単剤治療であっても、薬剤によって催奇性に0％〜十数％の違いがあるからである。つまり催奇性の高い薬剤とそうでない薬剤があるということである。ゆえになるべく、現在服用している単剤の報告された奇形発現頻度にしたがって説明するようにしている。ところで、先ほどの一般人口においても4％強の子どもさんに奇形がみられるという話には驚かれたのではないだろうか。出産された100人のうちの4〜5人の子どもさん

に何らかの問題がみられるということになるが、皆さんはそんなに多いという実感をお持ちだろうか。実は奇形といってもさまざまな内容があり、口唇裂や心奇形といった大奇形だけでなく、爪と指骨の形成が不良、耳の一部変形などのように注意深くみなければ見過ごしてしまうか、目立たないもの（これらは診察医によっては奇形とはみなされないかもしれない）などの小奇形も多く含まれた上でのパーセントだからである。鼠径部ヘルニアといった外科治療が十分可能なものも含まれる。だから極めて重い奇形の発現は多くないといえる。たとえば、口唇裂（こうしんれつ）についてみると一般人口の発生率は500人に1人と言われているから、抗てんかん薬を服用中の方では2～3人の子どもに口唇裂出現の可能性があることになる。言い換えれば497～498人の子どもには口唇裂はみられないということだが、高いか、低いかどう思われるであろうか。なお、一部を除いて抗てんかん薬に特異的な奇形はないとされている。

（須江）

てんかんと
妊娠・出産についての話
(その2)

　妊娠と出産の話の続きである。抗てんかん薬の多剤治療で催奇性が高まる理由については，併用された薬剤の代謝産物が関わっているといわれているのだが，専門的な話になるのでここでは触れない。とりあえず単剤治療にできたとする。しかし，単剤治療になったからこれで十分安心と考える方は少ないのではないかと思う。もっと催奇性の頻度を下げる手立てはないものかとどなたも考えるのではないだろうか。

　そこで，第一の予防として葉酸の補充が勧められている。これは抗てんかん薬の少なからずが，葉酸の低下を招くといわれており，葉酸濃度を低下させる他の薬剤にみられた奇形と抗てんかん薬による奇形とが類似しているという指摘が根拠になっているようである。確かに葉酸は細胞をつくる上で大切なものなので，葉酸の補充は理にかなっているように思う。妊娠前に葉酸の濃度をチェックしてもらい，低目であれば補充しておくことが重要である。

　第二の予防として抗てんかん薬の量はなるべく少な目に抑えることが大切であるといわれている。たとえばフェニトインにおいては一日量200mg以下の服用が望ましいとされていることなどである。服用量の問題に関連してであるが，血中濃度のピークをあまり高くしないことも重要である。たとえばバルプロ酸製剤であれば，飲む量は同じであっても急峻な血中濃度上昇をきたさず，ピークを低目に抑えられる徐放剤（徐放剤は字のごとく徐々にゆっくりと放たれる薬剤という意味）を服用し

た方がよいということである。徐放剤がなければなるべく服用回数を多くするのもひとつの方法といえる。少ない回数で一度にたくさんの量を飲むと血中濃度のピークは高くなってしまうが、何回かに分けて服用すれば1回のピークは低く抑えられるからである。

　さて、単剤治療で量もとりあえず調整できたとしよう。主治医としては一安心であるが、妊娠に当たってさらに予防的な選択ができるかもしれない。妊娠において奇形発現の感受性がもっとも高い時期、つまり薬剤の胎児への影響がもっとも大きいとみなされる時期は妊娠第1期、妊娠第1〜12週である。この時期は胎児の器官形成にとってもっとも重要な時期（3〜8週がもっとも大事：このことは —— 妊娠は計画的に —— がよいことを示している。それは妊娠と気づいたとき、この時期が過ぎてしまっている可能性があるからである）であるが、この時期だけ抗てんかん薬を服用せずに様子をみる、あるいは催奇性の低い薬剤に一時的に変更するということが可能かもしれない。ただし、そのような方はかなり限られるだろうし、慎重に行わなければならない。前回述べたが、もしもこの時期に発作が起こったら流早産という危険があるかもしれないからである。

　さらに、妊娠中の当然の心配といえば発作である。昔は妊娠中には増加するといわれることが多かったように思うが、最近の報告では妊娠にともなうホルモンのバランスの変化に影響されるものの、7〜8割は不変である。1〜2割は増加、1割弱の方は減少しているようである。発作が減ることは喜ばしく、不変が多いことは一応安心できることだが、中にはやはり催奇性の問題が心配と不規則な服薬をされる方がときおりみられ、そのために起こさなくてよかった発作を起こしてしまうということがあるようである。したがって薬剤が整理された段階であれば妊娠中も規則的な服薬が大切となる。

　さらに、予防という意味とは異なるが、妊娠中には超音波検査で胎児を定期的に観察し、重い奇形の発現がないか確認することになる。そして、妊娠16週には血清 α-フェトプロテイン（AFPと略）の測定を行ってやはり重い奇形がみられないかどうか確認することになる。AFPは通常でも妊娠3カ月以降増加し、8カ月前後でピークになるのだが、胎児が神経系の重い奇形、たとえば脊椎に異常があるなどの場合には妊婦血

中および羊水中のAFP値が異常高値を示すことがわかっているからである。そして出産間近のころには，ビタミンKの不足から起こる出血性疾患から胎児を守るために本人にビタミンKの服用を勧める先生がいるかもしれない。一部の抗てんかん薬は母体のビタミンK不足を招くといわれ，ビタミンKは出血を止める役割の一部を担っていることから母体のみならず，胎児への影響をも懸念してのことである。兼子直先生らは出産後にも子どもへのビタミンKの投与を勧めている。

　さて，分娩時にも発作はなく無事に出産を終えたとする。今度は母乳で育ててよいものか迷われるのではないだろうか。母乳から子どもにも濃度は違っても薬剤は移行することがわかっている。しかし授乳は良好な母子関係を築く上で大切なことと，特に初期の授乳は子どもにとって免疫学的に重要なことから最近では基本的にはよいとする先生が多いかもしれない。ただし母乳に移行しやすい薬剤や，子どもに移行した場合，生後まもなくの代謝能力の低い子どもにとっては負担の大きい薬剤などがあるので注意が必要である。特にフェノバールやゾニサミドは注意が必要といわれているので，主治医と十分に相談すべきと思う。

（須江）

運転免許にまつわる問題

　車社会といわれる現代では，運転免許は不可欠となりつつある。運転免許の取得は通勤通学，レジャーの交通手段として有用であるのみならず，就労における営業活動や配達業務など雇用の必要条件であることも多い。てんかんをもつ人にとっても「現代社会での生活の質」を向上させるためには運転免許取得や運転の可否が重要となることはいうまでもないであろう。
　しかし，筆者の日常診療の中では，診断確定時に運転についての説明と同意を得た後，治療経過中には発作コントロール，服薬，検査の話題が主体となりやすく，治療者側から積極的に免許取得や運転の悩みを聞くことは少ない。せめて筆者の心の中で「どうか事故を起こされませんように」と祈るのみというのが現状である。
　そこで今回はてんかんをもつ人が運転をめぐる問題についてどのように取り組み，より安全かつ快適な車生活を営めるかを最近の資料をもとに考えてみたい。
　わが国における1960年制定の道路交通法では，てんかんをもつ人は運転免許を取得できない絶対欠格事項であった。この規定は運転中の発作が大事故につながる危険を考慮したものである。確かにてんかん発作による運動障害や意識消失が自動車事故につながる可能性はあるが，実際にはてんかんで服薬中の方のうち半数以上で発作がコントロールされているという現状からすれば，病名のみによって一律に運転を禁止すべき

ではないことが次第に指摘されるようになった。

　また，諸外国においては発作の消失期間に基づき（1〜2年間が多い），服薬が規則的であればてんかんをもつ人にも車の運転を許可する見識が大勢である。むしろ規制を強化することで隠れて運転免許を取得し無防備に運転するケースが増え，交通事故の危険性の増加につながった，という経緯も報告されている。

　そこで日本においても一定の制限を付した運転免許を与え，運転適性についてはてんかんの状態像に応じて，個々の事例において専門的に判定されるべきであるという見解を受けて，日本てんかん学会法的問題委員会と検察庁との協議の結果，2002年6月に改正道路交通法が施行運用されるに至った。

　この法改正や運用基準の設定は，てんかん患者の事故発生率（約1.5〜2.5倍），全交通事故中に占める頻度（0.01〜0.1％），事故に至りやすい発作型（複雑部分発作，つまり意識障害で始まる発作）などの具体的な検討・分析に基づいて決定されたのである。

　では，以下にてんかんをもつ人において相対的欠格事由となった新道路交通法のうちてんかん関係事項の一部抜粋をご紹介する。

1. てんかんをもつ人でも発作が再発する恐れがない，発作が再発しても意識障害及び運動障害をもたらされない，発作が睡眠中に限り再発するという条件を満たすのであれば，運転免許の取得，更新が可能である。
2. その際には主治医の診断書または臨時適性検査を受ける必要がある。
3. 大型免許及び第二種免許の適性はない（投薬なしで過去5年間発作がなく，再発のおそれがない場合を除く）。

　以上をもとに詳細については個々の症例に応じた適切な判断が必要であり，運転に支障となるような精神医学的合併症状を有する場合も注意が必要である。

　筆者の外来診療のなかで発作によって交通事故を起こしたという報告を受けたことは幸いにしてこれまでなかったが，冒頭に述べたように日

常生活や仕事上で運転を避けられない方も多く，雇用条件のからんだ深刻な相談となることもある。改正前の絶対欠格事項のころには「学童時に発作があり，現在は10年以上発作消失しているが，長年主治医から運転を禁止されている。仕事上どうしても外回りで運転せねばならず断れば解雇にもなりかねない。先生がするなとおっしゃっても自分で責任を持ちますから黙認していただけませんか」と懇願されたこともある。このようなケースこそは新道路交通法が活かされたことになる。

一方，いまだ発作が頻回である方は残念ながら運転適性なしといわねばならず，安全を最優先し運転免許を持たない生活の質を向上する工夫が必要である。また運転可能な方でも体調不良や睡眠不足時は見合わせてほしい。現在は運転不可である大学生に「先生，自転車もダメですか？」との質問を受けたことがあるが，自動車ほどではないにしても転倒事故や巻き込まれ事故の原因となる可能性もあるため見合わせることとした。彼女は通学の道のりを「運動がてら徒歩やジョギングで通う」と考え直して前向きに頑張っているようである。

今後も運転免許制度がてんかんをもつ人の生活の質の向上や雇用の可能性の拡大につながるよう適切な運用が望まれる。たとえ運転が許可されない場合でも，可能ならば家族の協力を得て，行動範囲が狭まらないように交通手段が確保されるとさらに理想的であろう。

（高橋）

てんかんと免許について
改めて思うこと

　2011年，栃木県で発生したクレーン車による児童死亡事故は，世間に大きな衝撃を与えた。
　当初，私を含めた世間の関心は，6人もの幼い命が一瞬にして奪われてしまった痛ましさや不条理さにあったと思う。しかし，事故から数日経って，被疑者である青年の母親が，彼に「てんかん」の既往があったことを告白してから，その様相が一変することとなる。
　マスコミがこぞって彼の病歴について取り上げるようになり，世間の関心も自ずと「てんかん」そのものに移っていったように思う。
　この事件は，私の診察室にくるてんかん患者さんたちにも少なからず反響があり，テレビの報道をみていると，なんだかてんかんをもっている自分まで世間から責められているようで辛いとおっしゃる方もいた。私も，一部の報道によって，世のてんかんに対する偏った見方が生じてしまうことを危惧している。
　あるテレビ番組で，コメンテーターが「てんかんと診断された人にも運転免許が与えられる現行のシステムに問題がある」といった趣旨の発言をしていたが，これは免許制度に対する誤解を含んでいる。
　というのも，かつて日本では，てんかんをもつ人は一律に運転免許の取得・更新が禁じられていたが，2002年6月に道路交通法が改正されたことにより，てんかんを有していても，その病状により一定の条件を満たした場合には運転免許（第二種免許やクレーン車等の大型免許を除

く）が認められるようになったのである。

　このような法改正がなされた経緯として，年間約80万件にもおよぶ交通事故のうち，てんかん発作が直接の原因で生じる事故は0.01％程度と，決して高い割合でないことや，てんかんを有していても，薬物治療（あるいは無治療）にて発作が完全に抑制されている例が多く存在する事実等が改めて見直されたことによるのである。

　一方アメリカやEU諸国においては，わが国よりも以前から，てんかん患者さんへの運転免許の許否をその病状に応じて判断する制度を布いており，そうした意味で日本の運転免許制度は，少なくともてんかんに関しては諸外国に遅れをとっていたといえる。

　さて，ここで現行の道路交通法において，「運転の適性を有すると認められるてんかん」とはどんな病状なのか，簡単に紹介しよう。まず，

　　　①「発作が過去5年以内に起こったことがなく，今後もその恐れ
　　　　がないと医師が判断した場合」である。

また，過去5年間のうちに発作が生じていた場合でも，

　　　②「少なくとも過去2年以内には発作がなく，今後X年程度であ
　　　　れば発作が起こる恐れがない場合」には免許が認められること
　　　　になる。

　ここでいう「X年」とは，医師が患者さんの病状や脳波などの所見をみて，再発の可能性を推定した上で判定する年数であるが，医師にとって，この判断を下すのは容易ではない。

　現時点で患者さんの病状が安定していて，今後きちんと服薬がなされたとしても，患者さんがてんかん以外の新たな疾患を併発し，そのことがてんかんの病状や抗てんかん薬の効果に影響する可能性や，経年による病態そのものの変化，あるいは発作を誘発する外的な誘因の発生など，不確実な要素が多くあり，現在の病状が何年間維持されるという確証は得がたいのが正直なところである。

　さらには，

第3部　生活指導に関すること

③「1年間の観察ののち，発作が意識障害や運動障害をともなわない単純部分発作に限られ，今後も悪化の恐れがない」，
　　　④「2年間の観察ののち，発作が睡眠中に限って起こり，今後も悪化の恐れがない」

と判断される場合も免許の取得が可能になる。
　ただし，実際に上記③と④に該当する患者さんはあまり多くないと思われ，日頃は睡眠中のみの発作でも，疲労や寝不足下では日中にも発作を起こす例があり，やはり「今後も悪化の恐れがない」ことの判断には困難がともなう。
　そんな中で下される医師の判断であるが，その結果は，当然ながら患者さんの社会生活を大きく左右することになる。
　以前，免許が更新できなければ失業してしまうという患者さんに，免許不適合の判断を告げなくてはならない場面があり，どうしてもと懇願する彼を前に，言い知れぬ呵責に苛まれた。その後なぜか彼の通院は途絶え，私のなかで何とも後味の悪い経験として刻まれた。
　てんかんに限らず，患者さんがその病状により事故を起こした際に被る損失は，ハンドルが握れない不利益を遥かに上回るものであり，そうした意味においても，今回の事件は，免許制度の運用に関わる医師の責任の大きさを改めて認識させるものであった。そして，運転を希望する患者さんの側も，その病状について正確に申告することが社会に対する責務であることを自覚され，免許が認められた場合にあっても，日々の体調を考慮した安全運転を是非とも心掛けていただきたいと思う。

　　　　　　　　　　　　　　　　　　　　　　　　　　　（岩崎）

働くということ

「人はなぜ働くのでしょうか？」

いきなり唐突な質問ではあるが，今回はてんかんをもつ方の就労について考える中で私自身の雑感を述べたいと思う。「働かざるもの食うべからず」では厳しすぎるかもしれないが，労働は人間の営みの基本であり生活の糧である。しかし，私自身はといえば社会人になり十数余年，この長い就労生活で働くことの意味をよく理解しないまま，あるいは冒頭の答えを模索しつつ過ぎてしまったようである。

てんかんをもつ方にとって，発作を抱えながらの就労は言うまでもなく重要なテーマであり，さまざまな問題点を克服せねばならないことは本書でもすでに述べた（110〜115ページ参照）。要点を紹介すると，①就職活動にあたって，発作を起こす可能性が低いならば病気のことを申告する必要はない。ただし発作が頻回であれば職場の理解は不可欠であるので申告すべき。②その際，より理解を得るために発作や対処法について主治医とよく話し合う。③就労の可否は発作頻度のみに左右されるのではなく，本人自身の就労意欲が大切，などであった。

理想や目標を頭に浮かべるのは簡単であるが，やはり現実は厳しく，就職活動に始まり就職後も発作と仕事のバランスをとりながら労務を継続することは一筋縄ではいかないように思う。それでも諦めず，悩みながら何度も挑戦し，実際にてんかんを抱えながらも社会人として立派に就労されている方は数多くいらっしゃる。彼らの毎日は発作と仕事，こ

の両者との闘いだと思うが，ひたむきな姿はたくましく感じられる。

　今回はさまざまな仕事の中でも，接客業に就く若者の話をしたいと思う。前述の「人はなぜ働くのか？」という自問に対する答えを彼らは教えてくれているような気がするからである。

　A君は20代後半の青年で，若年発症の覚醒時大発作てんかんの方である。地方から単身上京し，ファーストフード店でアルバイトをしながら生活していた。他院小児科より筆者の病院に転院された時は，怠薬しがちで血中濃度もかなり低かったため，頻回に全身性強直間代けいれんを起こし救急搬送されていた。治療開始時はとにかく服薬すること，規則正しい睡眠をとることなどを促しなんとか血中濃度は上昇，発作は若干減少したものの未だ月に1回ほどは救急搬送される状態だった。

　発作前の生活で気がかりだったのが，かなりの睡眠不足が続くことであった。それはファーストフード店特有の勤務形態が影響しているようで，夕方6時頃から夜中0時過ぎまで勤務し，帰宅はいつも午前3時頃とのことだった。当然入眠は明け方だが時には職場の仲間たちとそのまま遊びに行き，わずかな仮眠の後また勤務に入るという生活なのだという。発作はやはりそのような生活が続いた後に頻発したため，少なくとも勤務後の付き合いは控えるようにお話しし，本人も「発作が多いとクビになる」ことを心配し了解されたようだった。

　その後真面目な勤務態度が評価され正社員，しかも店長になる話があり大変喜んでいたのだが，「本社より，発作があるので正社員は困難と言われた」とかなり落ち込んでいるようだった。彼には主治医として，発作を減らすためには夜型の勤務を変えてみたらどうか？　と提案してみたが，「今の仕事が好きで向いていると思う。発作が増えるといつ解雇されるかわからないが続けたい」とのことであった。

　その後も付き合いで睡眠不足となり発作を起こしたため，「またお説教かな？」と心を鬼にしようと思ったのであるが，その時ふと別の考えが浮かんだ。「付き合いも彼の仕事の一つとして大切であり，たとえ発作の危険がわかっていても譲れないものがあるのかもしれない。これからは彼の仕事への姿勢を見守りながら一緒に発作をコントロールしていこう」という思いであった。最近彼は「実はお笑い芸人を目指している。発作のある芸人は珍しいかもしれないが，夢だったので挑戦したい」と告白

したので「テレビにでたら自慢するから」と応援した。

　他にもコンビニや居酒屋で働く若い女性たちがおり，たとえ接客中に発作を起こしても上司の理解を得て誇りを持って働いておられる。彼らは比較的幸運なケースかも知れないが，たとえ発作が増えても「やりたい仕事に就くこと」が本人にとっての生活の質の向上につながることもあるのだ。少し大げさかもしれないが，働くことは生きる糧であるとともに「各人の生きる使命」であり，病気が悪化したとしても社会人としての責任や付き合いを大切にしたい思いがあることを知ったのである。もちろん発作増悪につながる重労働や不摂生を容認するわけにはいかないが，そのような感情も理解しつつ，われわれは医療の面からどのようにサポートしていくべきか考えさせられる。

（高橋）

このサイズが
気に入っている

サイズ

　身体に表出しているさまざまな特徴は，差別問題に発展するので，なかなか言葉にはできない。ましてや障害者の方々については，特に慎重に対応しなければならない。そんな前置きをしながら，今回は身体に関する話である。
　ある地方へ旅行したときのこと。効率よく短時間でいろいろなところへ行く必要があったので，贅沢ではあるが，旅行社に相談してガイドの人をお願いした。
　その人は待ち合わせの時間，ぴったりにホテルに現れた。正直ちょっとびっくりした。紹介されたガイドの人は若い男性であった。でも身長は130センチもあっただろうか，とても小さかったのである。いわゆる低身長，幼少時の成長ホルモンの分泌に問題があったものと思われた。もちろんガイドに支障があるわけではない。むしろ彼はガイドのベテランであるとのことだった。友人と合わせて3人でいろいろなところに行った。目的地のひとつであった障害者の作業場に行った時，彼が小さい袋を3つ持ってきた。
　「これはここの人たちが作ったビスケットです。私からのプレゼントです」
　「え！　安いガイド料なのに，私が払います」
　「大した金額ではありません。私が買いたかったので，気にしないでく

ださい」

　その作業場は，とても細かい織物をつくることで有名なところだった。作業に参加しているひとを見ると一見子どもたちばかりのようだった。とても身体の小さなひとばかりだったからである。でも彼らは子どもではなかった。ガイドの人の話によると，

　「ここの織物は細工が細かく，大人の大きな手では編むことができません。私たちのように身体の小さな人に適しているのです。手先が細いからできるのです」

　「なるほど，私はこの細かい模様を見て前からどのようにして編んでいるのか知りたかったのです」

　「私は，私のサイズ，この身体のサイズを気に入っています」

てんかん専門外来で

　てんかんの患者さんと子どもの話をしていた。2人目に出産したお子さんが，成長がよくないので，成長ホルモンを使って治療したのである。でも順調に成長して現在では150センチにまでなっている。母親は，「男の子なので，今はほとんどのひとが170センチ以上のなかで可愛そう」というのです。その話をしていて先ほどの旅行先での出来事を思い出していた。だからぼんやりしていたのだろう。

　「先生，どうしたんですか，急に黙り込んで……」

　「いや，なんでもありません。息子さんはきっと自分のサイズを気に入ってますよ。自分のサイズで生きていきますよ。お母さんがむしろ進んで，息子さんのサイズを気に入ってあげなければ，このサイズでは駄目なんだと思い込んでしまいますよ」

　ガイド君のことを拝借した。

勇気ある決断

　最近，てんかんの外科的治療の有用性をよく耳にするようになった。特に劣性半球（右利きの人は右），片側性に焦点がある内側側頭葉てんかんの場合，約80％が発作から開放されたという報告がある。その最低条件は，診断，治療が適正になされていても，2年以上薬物療法で効果が認められないこと，また発作によってQOL（生活の質）が明らかに障害

されていること，もっとも重要なのは，患者，家族が手術の意義を十分に理解していることとなっている。脳の手術であるから，誰でもすぐに受け入れられるものではない。怖いし，後遺症はどうだろうと思うと不安が募る。だから手術の意義を十分に理解しているかどうか，などと正しく判断はできない。

　過去の私の担当した患者さんの場合を思い出してみた。

　手術を決心した勇気ある結論を出した患者さんには共通点がある。それは手術の怖さよりも，発作のためにQOLが明らかに障害されているのである。いろいろやりたいことがたくさんあるのだ。最低限の日常生活は守られても，それ以上のことは制限されている。より自己実現を望んでいるひとであった。

こころのサイズ

　以前，私は『こころのかたち』（星和書店）という本を出した。でもこれは例のガイド君に会う前に書いたものである。私はガイド君の「私のこのサイズが気に入っている」という言葉が耳から離れないのである。

　このサイズとは，ガイド君の生き方，考え方，すなわちこころのサイズのことだと思う。たまたま小さく生まれたガイド君だが，私には十分な大きさに見える。まず自分を好きになること，不完全な自分を，自分のサイズで生きることをあらためて考えるのも良いかもしれない。

（中山）

発作について
知っておいてほしいこと

　さて，次は何の話にしようかと，本書のこれまでの内容を眺めていたところ，気づいたのは，本人自身がどの程度発作について知っておくべきなのかという点にあまり触れていなかったことである。
　当初，てんかんにおける家族の役割についてという内容からはじまったので当然であるが，てんかんの疑いにて紹介で来られたり，発作が何度かあってんかんを心配されて来られた方から，お待たせしてしまったがゆっくり話が伺えそうなので，いざ「発作はどんなものでしょうか」と尋ねたところ「わかりません。意識はないですから」とこちらが拍子抜けしてしまうような返事をいただくことがある。
　確かに発作中に意識がなければ自覚はできず，説明ができないのは当然なのだが，付き添いの方まで「私はみたことがありませんので」と言われてしまうと，どのように訊いたものかと悩んでしまう。こんなときには，自覚はできても発作として気づいていないような，いわゆる前兆——これさえも意識障害をみる発作が引き続きあると忘れさられてしまうことがあるのだが——や他の発作を疑わせる症状があるのか。様子はわからなくても発作があったという自覚はあるのか，あればどんなことでわかるのか。何か誘因となるものはあったのかといったことの確認をさせてもらい，「脳波検査をして，てんかんの可能性は高いのか，そうならどんなタイプの発作か考えてみましょう」と言って，後日に改めてという短い診察になってしまう。

待たせたあげく，悪い診察の見本のようになってしまうのだが，発病してまもなくであればなおさら，てんかん性と考えてよいかという重要な問題があるので，周囲に発作の様子をみた方がいたら，自覚できる症状も含め次のような点（望ましいことではないが，実際には発作を何度か体験しないと難しいであろうが）を確認しておいてもらえればと思う。
　生活の上で発作を起こしやすいような状況はあるのか。発作が起きそうだと自分でわかることがあるのか。意識を失う場合では，発作を起こしたことが後でわかるか。わかるならどんなことでか。時間的な空白で気づくのか。頭痛や吐き気，ひどい眠気，あるいは筋肉痛，なんとなくどちらかの手足が動かしづらい，力が入らない，唇を強くかみしめた痕があるなど，発作後に人によってはみられる一時的な症状でわかるのか。発作の長さはどれほどか。周囲の様子がはっきりとわかるまではどのくらいかかるのか。発作の途中で場にそぐわない奇妙なしぐさをみることがあるのか。起きているとき，睡眠中など発作の起きやすい時間帯はあるのか。ところかまわず起こるのか。独りでいるときにも起こるのか。以前に発作が群発したことがあったか，あったならばどのように周囲は対処すべきか，（前医がいれば）このときの指示をもらっているか。周囲の人にはどのような対応を望むか。発作の頻度は？　発作の様子はどんなか，常に同じ型の発作を起こすのかという確認である。
　この他にも服薬内容などいろいろとあるのだが，発作の様子がもっとも重要なことは疑いない。先日も倒れる発作を訴えられて独りで来院された方がいたが，やはり意識を失ってしまうのでその様子はわからないとのことであった。成人になってからの発症でしかも発作のはじまりが転倒ということだったので診断にあたっては慎重をきする必要があった。当日は来院されなかったが，幸い家族に発作を何度か目撃した方がいるとのことだったので，前述の内容に加え次回までに家族に確認しておいてほしいことをお願いした。その内容を記すので参考にしていただきたい。身体を硬くするようにして倒れるのか，ならば，しりもちをつくように倒れるのか。そうでなくてマリオネット（操り人形）の糸が突然に切れたごとく崩れるように倒れるのか。倒れる速さはどうか。その後の症状はどうか，つまりさらに身体を硬くするような症状やけいれんに進展するのか。あるいは倒れたままの姿勢でじっと動かずにやがて気づく

のか。その気づき方は突然にわれに返るようにか，徐々にか。この発作のために怪我をしたことがあるかといった点である。

　さらにてんかん以外の意識を失い倒れる発作との鑑別が重要なので，「発作中の目の様子はどうでしたか」という質問を個人的にはよくする。というのも，例外はあるのだろうが，私の経験では閉眼したまま起こす意識消失のてんかん発作というものをみたことがないからである。特に体を突っ張ったり，硬くするような発作では例外なく？　開眼しているものである。

　すでに，セカンドオピニオンについて述べたが，そのようなとき，あるいは何らかの事情で転院せざるを得なくなったときに，より多くの情報を提供することは良い医療を受けるために必要なことである。紹介状だけでは十分に内容を伝えることはできない。自分の発作がどんなものか曖昧であれば，改めて考えてみることが大切ではないだろうか。

（須江）

スポーツを楽しむ

　爽やかな風を感じながらスポーツを楽しむのは気持ちがよい。運動は体力向上，肥満予防など身体的な健康維持のためだけではなく，ストレスが発散でき，精神面にもよい影響を与えるので，昨今は「健康ブーム」にのって，スポーツジムでのトレーニングや個々の得意とするスポーツが盛んに行われているようである。

　てんかんとともに生きる方々にとっても当然のことながら，スポーツを楽しむことはたくさんのメリットがある。規則正しい運動プログラムが実行されれば，よりよい発作のコントロールがなされるという報告も多い。またてんかん発作をもち，服薬しながらも競技者として成功されている方もおられる。しかし残念ながら，発作の種類や程度によっては挑戦できるスポーツが限定されるかもしれない。あるいは挑戦できたとしても，万全の注意を払いながら，付き添いが必要などの条件付きとなる方も多く，なかなか没頭して楽しめない可能性もある。

　すでに就学のテーマで，学童期に水泳を行う時の注意についてとりあげた（105ページ参照）。水泳は手軽でよい運動となるため，ほとんどの教育機関で行われているが，水中で発作を起こせば危険度は高く，難しい問題を抱えている。しかし基本的にはてんかんの児童も皆と同じように積極的に水泳に参加した方がよいであろう。なぜなら過度に消極的になったり警戒しすぎてしまうと，スポーツを通じてのグループ活動に参加する機会を逃してしまい，スポーツのみならず学業や友達作りにおい

ても自信喪失や将来への消極性につながりかねないからである。

　ではどのようなことに注意して参加すればよいのだろうか？　発作は水泳中よりむしろ泳いだ後プールサイドなどで起こりやすい。発作のコントロールがいまだ不十分な方は，発作のことを理解したマンツーマンの補助員が必要であり，発作がほぼ抑制されている方はすぐ救助できる仲間がそばにいたほうが安心である。この際学校への告知の問題が浮上するが，告知することで学校には子どもの安全を守るという当然の認識が生じ，学校側も体制を整えやすいので，きちんと伝えた方がよいであろう。

　ではその他のスポーツはどうだろうか？　発作の有無にかかわらずどんなスポーツも危険性をはらんでいるので，どのスポーツがてんかんの方に適切であるかは個人の特性を尊重しつつ多数の要因を考慮し，運動の危険と必要性の妥協点を見いだすしかない。学童期に行う鉄棒，マラソン，球技などはあまり制限されずに楽しむべきだが，成人後に趣味として行うには，発作が本人のみならず周囲をも巻き込む可能性を持つスポーツがいくつかある。高度危険（禁止）とされるのは，ハンググライディング，スキューバ・スカイダイビング，ロッククライミング，サーフィンそしてボクシングである。中等度危険なのは激しい衝突をともなうものでラグビー・バスケット・バレーボール，柔道などである。テニスやサッカー，ソフトボール，ゴルフなどは比較的救助しやすく監督者なしでも楽しんでよいといわれている。特殊であるが，アーチェリー，弓道などの発射体を使用するスポーツも遷延する自動症の方は避けた方がよいであろう。最近人気のスポーツクラブで行うマシンによる筋肉トレーニングやエアロビクスなどは過換気状態に注意すれば可能だが，入会時に「てんかんである」という申請が必要なことが多いようである。

　　　　　　　　　　　　　　　　　　　　　　　　　　（高橋）

睡眠と
てんかんの話

　近年，テレビなどで睡眠障害がテーマの番組を見る機会が多くなった。睡眠は人生の4分の1から3分の1を占めるのだから大切なことである。ただ，睡眠障害といってもその病態はさまざまである。
　最近，**睡眠時無呼吸症候群**が話題なのでご存じの方も多いと思う。これは睡眠時にたびたび10秒以上持続して換気が停まるもので，そのため熟眠できず，日中にひどい眠気がみられ，集中できない。ときに抑うつなどを呈するようになるものである。他にむずむず脚症候群とか周期性四肢運動障害などの身体的要因が原因のものや睡眠・覚醒のリズムが障害される生理学的要因が原因とされるもの，不安やストレスなどの心理学的要因を背景とするもの，さらにうつ病などの精神医学的原因に基づくものなどがある。
　今回は睡眠とてんかんについて述べることにする。睡眠とてんかんとの関連は古くから問題にされていた。発作の起きやすい時間帯がわかれば心構えができるということから研究は始まったようであるが，そのうち，眠ると発作波が出現しやすい例が少なくないことがわかり，この分野が注目されるようになった。てんかん発作の発現時期をみたところ，①覚醒直後の1～2時間に発作が集中する場合や午後仕事を終えたあとでのリラックスしたときに起こりやすい場合，②眠りについて間もなく起こるか目覚める直前に起こしやすい場合，そして，③睡眠時と覚醒時の双方で発作を起こす場合に分けることができた。すべてに当てはまるも

のではないが，①のタイプは特発性全般てんかんに多く，②のタイプは部分てんかんに多いとされる。また，睡眠の深さによって発作波の出現量が違うことがわかっている。一般に部分てんかん，特に側頭葉てんかんにみる発作波は睡眠が深くなるにつれて増加傾向を示すといわれる。ただし，睡眠は脳波からみて遅い波が徐々に増え睡眠が深まっていく徐波睡眠期と浅い眠りのようにみえて多くは夢をみている特殊な段階，逆説睡眠期に分かれるが，逆説睡眠期では発作波は減少するようである。

　一晩に徐波睡眠期から逆説睡眠期にいたるパターンを3〜5回くり返すのだが，発作波は最初の睡眠周期で出やすいといわれる。一方，特発性全般てんかんにみる発作波の出現は部分てんかんにみる発作波の出現パターンほどは一定していない。なお，発作の発現しやすい時期も，部分てんかんについては発作波の出現しやすい時期と関連しているとする報告が多いようである。しかし発作が出やすい睡眠段階はないとする報告やむしろ逆説睡眠との関連性が高いとする報告もあって一定してはいない。

　てんかんの患者さんでは睡眠の質が異なるとする報告もある。このように睡眠そのもののてんかんへの影響についての見解は必ずしも一致していない。個人差もあるようで睡眠とてんかんとの関係は複雑なのだろう。では睡眠障害（不足）の影響はどうだろう。私の経験した事例を述べる。

　以前，職業ドライバーの方が私の勤めていた病院に入院した。てんかんであるか調べて欲しいという希望からであった。仕事の合間に車中で仮眠をとっていたつもりが，気づいたら車外で歩いていたなどのエピソードが何度かあったという。目撃者はいない。主治医の私は，鑑別のための検査はもちろん，何度となく脳波検査を行い，賦活法を用いたり，または長時間の脳波記録を試みたりと発作波の確認に努めた。しかし一向に発作波はみられなかった。発作波をみないのはご本人にとってはよいわけだが，真面目な方だったので，これで納得されるだろうか。むしろ，ではなぜかと不安が募るのではという心配があり，結論を出す前に断眠して脳波検査をしてみようということになった。そうはいっても発作は起こらないだろうとのんびり構えての記録開始であった。

　30時間以上の断眠であった。ところが発作が起きたのである。まぎれ

もない強直間代性のけいれんだった。不謹慎ではあるが，過去に発作があったことは間違いないとわかった安堵感が，このときは大きかったように思う。本人にどう説明しようかとあとで暗い気持ちになったが，「区切りがついたので資格をとります」といってくれた。実は夢をもちながら，仕事を辞める決心がつかずにいたようである。このことばに私は助けられたが，複雑な気持ちであった。今の仕事を続けるのは無理としても誘因を除けば済むことなのか，つまり，状況因で起こる特別な発作と考えるか，服薬は必要なのかという点においてであった。

　結局，本人より服薬の希望があり，処方をして地元に帰られたと記憶している。もちろんすべての方に共通する話ではないが，この方から学んだことは断眠の影響はかなり大きいだろうということである。多少の寝不足は誰でも経験することである。何らかの原因で眠れないこともある。しかし睡眠不足の積み重ねはやはりよくないのだろうと思う。

（須江）

睡眠環境改善ノススメ

　突然ではあるが，ふだん皆さんは良く眠れているだろうか？「春眠暁を覚えず」という詩の一節があるが，春のうららかな陽気に，思わずうたた寝が増えてしまう方もいらっしゃるのではないだろうか。言うまでもなく睡眠は，毎日の食事と同様，人間が生存する上で必須の要素であり，睡眠不足は，日中の活動の効率を悪くするばかりでなく，生活リズムの乱れを引き起こす。とりわけ，てんかん発作をお持ちの患者さんにとって，この生活リズムの乱れというものは，発作を悪化させる危険をはらんでおり大敵といえる。

　とはいえ，われわれ現代人は，日々生活のリズムを乱すさまざまな状況に取り巻かれており，たとえばこの原稿を書いている4月初旬の時期には，社会人の方であれば，人事異動で仕事内容が変わり，慣れない業務に残業しがちな方もおられるであろう。学生であれば，春休みということでつい夜更かしし，昼夜逆転の生活になってしまう方もいらっしゃるかと思う。

　そこで，今回は，てんかんの養生の基本ともいえる睡眠について取り上げ，皆さんがご自宅でできる，より良い睡眠を確保するための対処法について述べたいと思う。

　まず第一に，毎日の規則正しい睡眠・覚醒リズムを確立することである。前夜に何時間眠れたかにかかわらず，毎朝同じ時間に起床するよう

にする。就床時間については，最初はあまりこだわる必要はなく，起床時間が一定に整えば，それにつれ自ずと眠気を催す時間も一定してくるだろう。

　その際，日中はできるだけ連続して起きているよう心掛けるようにする。どうしても眠くて昼寝をするなら午後3時前の20～30分間を目安とする。長時間の昼寝はかえって昼間の眠気を増幅させてしまう。

　そして，目が覚めたらカーテンを開け，日光を取り入れるようにしよう。もし日当たりの悪い部屋にお住まいであれば，近所をぶらっと10分程度散歩されてはいかがだろうか。

　最近は朝食を摂らない人が多いと聞くが，朝食をしっかり摂ることで頭を目覚めさせる効果があり，一日三度の規則正しい食事は生活リズムの維持にとっても欠かすことができない。また，午後から夕方にかけての適度な運動（散歩，軽いジョギングなど）は，睡眠・覚醒リズムを安定させ，夜間の睡眠に有利に作用することが証明されている。

　そして第二に，睡眠環境を整備することである。快適な睡眠環境として，寝室は暗く，静かで，温かすぎたり寒すぎたりしない部屋が望まれる（具体的には，夏期には温度25～26度，湿度50～70％が適切とされている）。衣類も，身体を締め付けないものが良いであろう。また，睡眠以外のことを連想させるようなもの（仕事や食事など）は極力布団の周りから取り除けると良いだろう。

　そして第三には，入眠前の心身の調整（リラクゼーション）が挙げられる。カフェインを含んだコーヒーやニコチン（タバコ）の摂取は睡眠の妨げになるため，就寝直前には避ける必要がある。また，アルコールは寝酒として用いられやすいが，習慣的に連用すると，睡眠を浅くし，分断させやすいといわれている。

　そして，日中にさらされたストレスや心理的緊張を，就寝前までにリラックスさせる必要がある。リラクゼーションの方法は，人それぞれ自分に合ったものを取り入れていただくのが良いが，短時間の読書，好きな音楽を聴く，ぬるめの風呂に長時間入浴する，などさまざまな方法があり，日中の仕事や勉強に関連したものは適さない。

　かくいう筆者も，就寝前のリラックス法として，アロマ（香り）を実践している。アロマポットをお持ちでない場合でも，お湯を張ったカッ

プにアロマオイルを数滴垂らしたり，ティッシュペーパーやハンカチに含ませるなどして，手軽に楽しむことができる．就寝前のリラックスに適したアロマオイルとしては，不安・緊張軽減の効果や鎮静作用をもつラベンダーやカモミール，サンダルウッド，イランイランなどをお勧めする．しかしながら，どんな香りであっても，自身が落ち着くと思える香りを選ぶのが最善であり，「○○の香りは○○効果」などといった謳い文句にはあまりこだわらない方が良いだろうう．

　以上，いろいろな方法をご紹介したが，これらを実践しても睡眠覚醒リズムが修正されない，あるいは，長時間ぐっすり眠っても日中の眠気が解消されない，等といった場合には，背景に睡眠の病気が関係している場合もあり，主治医の先生，もしくは睡眠の専門医に相談されることをお勧めする．

　また，抗てんかん薬を服用中の場合，主治医に相談の上，眠気の出やすい薬剤の内服時間を夕方以降にシフトする，といった調整がもし可能であれば，それも夜間良眠の一助となり得ることも付け加えておく．

（岩崎）

てんかんと
アルコールの話

　前回は，よい睡眠をいかにとるかという話だった。てんかん治療をしていると多くの方から「普段の生活ではどんな点に注意したらよいでしょうか？」という質問を受ける。これに対し「お酒は控え目に，睡眠は十分にとって，疲れはためないこと」と大抵はお答えしている。睡眠を十分にとること，疲れをためないことは，てんかんの病気に限らず，健康維持にあたって大切であることはいうまでもない。注意すべき点である飲酒，睡眠，疲労の問題のなかで，睡眠についてはすでに述べたので，今回はてんかんと飲酒の関係についてお話ししようと思う。
　アルコールと発作との関連を説明する際には，2つに分けて考えなければならない。ひとつは飲酒の離脱時にみる発作であり，もうひとつは飲酒がてんかん発作に与える影響についてである。同じことのように思われるかもしれないが，前者はてんかんという病気の有無に関係なくアルコールを慢性的に大量に飲んでいた方が飲酒をやめた際，アルコールが抜ける段階で起こってしまう発作についてであり，後者はもともとてんかんを病気として持っている方が，飲酒をした際に発作に対しどんな影響をおよぼすであろうかという点を問題にしている。
　まず，前者の大量飲酒を中止した際に出現する発作についてである。この際の発作の多くは強直間代発作の形，つまり全身けいれんの形を呈するのだが，以前はこのような経過で発作を起こす病態をアルコールてんかんと呼んでいた。しかし，てんかんという表現は不適切という意見

もあり，研究者によって使われ方はまちまちで，統一した見解は得られなかったようだ。現在ではアルコールてんかんという用語は使われておらず，てんかんの国際分類のなかでは特殊な症候群として分類され，発作は特別な状況によって起こることから，**状況関連性発作**または**機会発作**とされている。

　これはてんかんという病気そのものではなく，この周辺に位置づけられているものである。この**アルコール離脱時発作**は飲酒終了後6〜48時間内に多くが起こるといわれている。飲酒中にアルコール濃度がピークとなった際に起こりやすいとする報告もあるようだが，この見解には否定的な意見が多いように思う。飲酒後に発作が起こる背景には，一時的に血液中のマグネシウムの低下が起こり，血液がアルカリ側に傾くことがひとつの原因といわれている。そしてこの際は，光刺激に過敏であるという。小片基先生は，アルコールの摂取量が日頃から多い場合，アルコール離脱直前の酔い方が激しく，しかも急激にアルコール濃度が下がるような状況があると，この離脱時発作が起こる危険はより増すと述べている。したがって，アルコール離脱時発作を起こさないためには，飲酒は日頃から控え目にすることが大切である。具体的には日本酒1合，ビール大ビン1本以下であれば通常は問題ない。

　次いで，アルコール摂取のてんかんへの影響についてである。飲酒によって発作が誘発されやすいのは，症候性てんかんの方といわれている。飲酒回数よりも大量飲酒で発作は起きやすくなるといわれており，前述の内容に加え，低血糖，低ナトリウム血症がみられることなども，その理由として挙げられている。また，飲酒によりもたらされる不規則な睡眠，怠薬などの悪影響が小さくない。そのため，てんかんの病気を持つ方も飲酒と関連して発作が起こる場合は翌日に多いとの指摘がある。つまり，これはほとんど前述のアルコール離脱時発作の状況と変わらないことになる。やはり普段，てんかん発作がみられる方は持たない方以上に飲酒に関しては慎重でなければならないようである。

　ところが，一方で，てんかんと飲酒との関連を追った観察では，発作頻度，脳波に特別な変化をみなかったとする報告がある。むしろアルコール摂取の量によっては発作波が抑制されたとする報告もあるが，これはあくまで頭皮上の脳波記録によってみられたものであり，深部の脳

波検査では飲酒によって発作波の増悪がみられたとの報告がなされている。しかしどちらが一般的であるのかは不明である。アルコールとてんかんとの関連については，大量飲酒は悪影響であることはわかっていても，いまだ不明な点は多く，断定的な話ができないのが実は現状なのである。

　アルコールが抗てんかん薬に与える影響については，大量飲酒によるフェニトインの血中濃度の低下が示唆されている。他の抗てんかん薬の代謝にもアルコールは何らかの影響をおよぼす可能性がある。もっとも重大なことは大量飲酒がてんかん発作重積状態の誘因になり得ることである。これは命にかかわる問題ともなりかねない。

　飲むなら深酒をせずに付き合い程度でリラックスできるぐらい──アルコール離脱時発作の際に記した量と同じ程度と考えていただければと思う──であれば発作には大きな影響はなさそうである。やめられるならそれがもっともよいことではあるが……。

（須江）

発作の起こりやすい状況とは?

　発作を起こしやすい状況として，飲酒と睡眠の話をしたが，他の誘因については述べていなかった。そこで今回は睡眠，飲酒の話も含め，他の誘因について述べる。

　発作を起こしやすい状況を「誘因」と呼ぶ。「原因」とは異なるものである。なぜかというと，誘因は，それがなくても発作は起こるからである。一方，原因は，直接発作を起こすことにつながる状況である。つまり発作という結果があって原因があるわけである。発作の誘因は2つに分類される。ひとつは睡眠不足，過労，精神的ストレス，飲酒などの非特異的な誘因であり，ふたつ目は特殊なてんかんにみられる特異的誘因である。

　非特異的な誘因としては睡眠不足がもっとも多いと考えられる。脳波検査の際は「睡眠不足で来てください」との案内をするが，睡眠不足の方が異常波の検出率が高いこと，睡眠に至ると発作の種類によっては異常波が出現しやすいことなどで説明できる。飲酒は少量であれば問題ない。むしろ抑制的に働くとの報告がある。しかし大量ではアルコールが抜ける際に発作が起こりやすくなるので，少量で済ませられない方は飲まない方がよいのは当然である。

　精神的ストレスが発作を誘発することがあることは古くから知られている。マットソン（Mattson）らは，不安・恐怖，焦燥感，欲求不満などで起こりやすいとしているが，発作の発現はストレスが加わって数日

から数週間後が多いという。そうであるとすれば，高い緊張から解放された結果なのかもしれない。昔，発作の頻発する知的障害をもった方を病棟担当医として診る機会があった。外来からは日単位で発作があるとの申し送りがあったのだが，いざ入院してみると3週間まったく発作がみられなかったのである。ところがその後，発作が目撃されると，瞬く間に普段の発作頻度になってしまった。入院したことが大きなストレスになり，徐々に入院生活に慣れたことでストレスが軽減され発作が再びみられるようになったと考えた。あるいはストレスの持続が発作を誘発したのかもしれない。ストレスによる睡眠不足が誘因となった可能性もあるだろう。しかし証明はできない。

　その他の誘因として，天候もかかわるのではないかと個人的には考えている（ただし，同じように感じている先生は少なくないと思う）。低気圧が近づくと発作が起こりやすいと話される方が時折いるからである。古い海外の論文で，月ごとの発作数を1年間調べた報告があった。変わったことをする先生もいるものだと当時は思ったのだが，今にしてみると，季節との関係，天候との関係について明らかにしたかったのではと思う。日本のように四季がはっきりしているところでは，調べてみたら興味深い結果が出るかもしれない。さらに，天候が悪くなると視覚的に遮断が起こることが影響しているかとも思う。つまり，視覚的刺激が天候の悪い日などは弱いため適度の緊張が保てないことが発作に影響しているかもしれないということである。ただし，これは筆者の個人的な印象である。

　特異的な誘因に関しては光過敏性，聴覚性，計算，読書によるもの，さらには意思決定に関連するものなどがある。したがって光過敏てんかん，読書てんかんなどと呼ばれることがある。これらは非特異性の誘因と比べると関連が掴みやすいという特徴があるので，リスクを減らすあるいは避けることが可能である。

　実は今回，発作の誘因について述べたのは，雑誌「ともしび（2010年6月号）」に特異的な誘因の可能性として3Dテレビに関する質問があったことにもよる。その際は，眼鏡を用いなければ，ダブってみえるだけであろうから，それに関するパターンに過敏な方でない限り発作を起こすことはないのではとお答えしたが，今後，3D画像は著しく増えそうで

ある。そこでまだ発作との関連の話はできないが，若干触れておきたい。3D は特殊な方法で記録された映像を特殊な眼鏡でみるわけだが，その方式の主なものにアクティブシャッター方式と偏光方式がある。アクティブシャッター方式は右目用と左目用の画像を交互に高速で切り替えて眼鏡と連動して表示するもので，一方，偏光方式はフィルターを介して分割した映像を右目と左目のそれぞれに眼鏡を通して送ることで 3D 映像を作るというものである。いずれも点滅，閃光という強い刺激を作るためでなく，あくまで立体的にみせるための技法なので，発作への影響は乏しい。しかし点滅とは異なっても画像を高速で左右入れ替える，フィルターにて偏光した画像を左右別々にすばやくくり返し映し出すなどの技法には注意が必要かもしれない。ただし潜在的にそのような視覚イメージに過敏な方がおられればの話であるが……。近々，眼鏡不要の 3D テレビが発売されるとか。しかし，この場合も基本的原理は同じであろう。3D 映像の発作への影響についてはしばらく関心を払った方がよいかもしれない。

　ゲームはほどほどに，そしてテレビからは少し離れて，注視しないことがやはり大切である。

（須江）

発作を目撃したら

　診療の際に「発作がありました」という話があると，薬剤は今後どうしたものかといった話になりがちであるが，ときに「発作の際にはどのように対処したらよかったのでしょうか」といった質問が付き添いの方からあったりすると，発作を目撃した際の観察・介助の話をしていなかったことに気づかされる。そこで今回は，発作を目撃したときの観察と介助について述べる。

　部分てんかんにみる発作は**単純部分発作**，**複雑部分発作**，**二次性全般化発作**の3つである。一方，全般てんかんでは**欠神発作**，**ミオクロニー発作**，**強直発作**，**強直間代発作**などがみられる。このなかで**二次性全般化発作**（以下，二次性全般化）と強直間代発作はともに全身に起こるけいれんである。部分てんかんでは発作のはじめに発作焦点に関連する症状をみるため，初期から全身けいれんである全般てんかんとは異なるが，このはじめの症状，つまり単純部分発作ないし複雑部分発作の症状を除けば，以後の様子はほぼ全般てんかんにみる強直間代発作と同じである。

　ただし，部分てんかんでは，発作中，目がどちらかへ決まって寄ったり，けいれんに左右差をみたり，発作後に一時的麻痺をときにみるが，非対称であったりとまったく同じではない。また，全般てんかんでも特発性と違って症候性全般てんかんではけいれんは非対称なことが少なくない。したがって発作を目撃したならば，ほぼ対称のけいれんなのか非対称なのかを観察しておくと診断の参考になる。

発作に関連してもうひとつ述べておく。「どんな発作の場合に緊急性があるのでしょうか」という質問をよく受けるが，そういうときには，当り前ではあるが「普段と違う発作なら注意して下さい」と答えている。たとえば，前述の部分発作は3つに分類されるが，部分てんかんの方のすべてが常にこれらをもつわけではない。今まで複雑部分発作だけしか経験のない方や単純部分発作と複雑部分発作の両方はあるが，二次性全般化の経験がない方などさまざまなのである。
　このような方に，二次性全般化が絶対に起こらないという保証はないが，個人差があるようで，過去に何度も発作があっても二次性全般化に至ることがなかった方は今後も二次性全般化は起こり難いといえる。ところが，そのような方が二次性全般化を起こしてしまったらどうだろう。起こりづらいと思っていた発作が起こったわけだからその理由を検討しなければならない。つまり，二次性全般化を起こしてしまうような病態の変化が起こっているかもしれないからである。これは全般てんかんにおいても同様である。したがって，普段の発作を十分把握しておくことが慌てないために大切である。普段の発作であれば外傷等，特別な事情がない限り，回復を待つだけで十分である。ただし，次の場合は注意が必要である。発作の頻発をみる場合である。年に1度の発作が通常であった方が1週間に数回発作を起こしたら，そのような状態を招く何らかの問題が生じたかもしれない。このときは主治医に相談する必要がある。重積においては早期治療が必要であることはいうまでもない。
　では，発作の介助はどうしたらよいだろう。意識障害があって，①全身けいれんがみられないとき，②全身けいれんがみられるときの2つに分けて説明しよう。①意識が障害されるだけの発作では，声かけなどして意識の状態を観察するが，名前を呼ぶだけでは不十分である。というのは意識が曇っていても患者さんによっては声かけでうなずくなどの反応性の自動症をみるからである。意識があると誤解してしまう。私は「『リンゴ，ミカン，ナシ』を覚えておいて」などと声かけして発作後に覚えているか確認するようにしている。発作後のもうろうにも注意しなければいけない。もうろう状態では意識の曇りに加え，患者さんは自分の世界に浸っており，周囲に注意が向かないために，無理に動きを制止しようとすると唐突な行動に及ぶことがあるかもしれないからである。

こんなときには付き添って周囲の状況がわかるまで様子をみる。②全身けいれんが起こった経験があれば倒れる可能性にまずは注意する。イスに座っているから安心などと考えるのは軽率である。

　全身けいれんでは，硬直をみるが，この際，体をのけぞらせるためにイスに座っていることはできず，崩れ落ちるというよりずり落ちるように倒れてしまう。したがって，全身けいれんに至りそうであれば平らなところにとにかく寝かせることを考える。その上で衣服を緩めてあげて，頭の下にタオルや衣服を当てがい，あごが上がるように保ちながら，呼吸が回復するまで様子をみる。呼吸が回復した際には顔を横に向け，ときに発作後に起こる嘔吐で気道をつまらせてしまわぬようにする。発作中に舌をかまぬようにと物を押し込む必要はない。口内を傷つけるだけでなく，意識障害があるので，誤って気道につまらせる結果になってしまう可能性も考えられるからである。なお，全身けいれんの意識障害から回復する際にも，もうろう状態を呈するので，①のような注意は同じく必要である。

（須江）

共依存とは

共依存とは

　共依存ということばは，学術的なことばではない。アルコール依存者の家族，たとえば夫が依存者であるとき，その妻が世話をするあまり結果として依存からの回復を遅らせることがある。すなわち夫が妻に依存し，自立する機会を失うのである。また妻は世話をすることが自分の天命と思い，自ら犠牲となることを生きがいのように思ってしまうのである。最近では夫のDV（家庭内暴力）に逃げないで耐える妻に共依存の関係が指摘されている。恋愛関係でも愛されたいがために共依存を起こしている例がたくさんある。ここまで説明すると，勘のいい方はてんかんの子どもを持つ家族の間でも，共依存を起こしやすいことが理解できると思う。

治療者も共依存を起こす

　ここでは，家族ではなく筆者がてんかん患者さんに共依存をもった失敗例を紹介しよう。彼はもう50歳になったようである。産後3カ月で，てんかん発作を起こし，小児科で治療していた。軽度の知的障害と甲状腺機能低下もあった。私が担当するようになったのは20歳頃だっただろうか。小児科から紹介され転科してきた。いつも母親と一緒に外来診察に訪れた。そのころは父親も元気だったが，今は母親だけである。個人

情報保護のためくわしく書くことができないが，家族は悲惨な構成であった。3人の兄弟はすべて精神障害者だった。両親も知的障害があった。本人がもっともしっかりしていた。でも発作はなかなか治まらなかった。短気で怒りっぽく，時に障害年金が入ると無駄なものをたくさん買い込んだりした。家では家族間の喧嘩が絶えなかった。発作と思われた症状のうち半分は偽発作（精神的なストレスによって反応性にてんかん発作様の症状を呈する）だった。脳波も正常化していた。

　家族状況から考えても福祉の力を必要とした。そこで，私の勤める病院は自宅から遠く，福祉の援助を受けるにも地元での治療がベストと考えた。しかし生まれてからずーっと治療を受けている病院から離れることを本人は拒否した。30年間に3回地元の病院と連絡をとって事情を説明した。しかし，これらの方法は結局失敗した。1回目（30歳頃）は両親が反対した。2回目（40歳頃）は地元の病院から断られた。3回目（45歳頃）は一度は離れたが，またいつのまにか戻っていた。4回目（50歳）の今回は母親が高齢になり本格的に転院を必要とした。

　紹介した病院から「今目の前で発作を起こしています」と電話があった。「ご迷惑でしたら私の方に戻してください」と言った。彼が出戻って私の前に来ると「私がいる間はこの病院に来なさい」と言ってしまうのである。しかし今回はいつもどおりで終われない。母親が入院した。家族すべてが福祉の対象である。私の心境は非常に複雑である。私が担当すれば本人は一番喜ぶ。しかし十分な福祉援助を受けるには地元で行う必要がある。あまりにも遠すぎるのである。でも治療に対して地元が積極的でないのである。この家族全部を診る覚悟がないと担当できないたいへん手間のかかる方々である。あきらかに嫌がっていると思った。私はいつもこの怒りをぶつけるところがなく，「私のところにいなさい」と言ってしまうのである。

　結局彼は私に完全に依存してしまったのである。彼の自立に大きく影響を与えたかもしれない。でもそれは，彼のことを十分に理解して担当してくれる医師が見つからなかったためである。しかし，本当はいたのかもしれない。複雑な家庭で十分理解することは難しいと私自身が思いこんだのかもしれないのである。

　ついに別れのときがきた。地元ではないが，担当してくれる医師が現

れたのである。私の心境は複雑であった。しかし，これで良かったのであろう。きっと今度こそ頑張ってくれるだろう。あとでわかったことだが，何回か地元の医師を紹介したとき，そこで彼は転医は自分の意思でないことや不満をぶちまけて興奮したようだ。結局その様子をみて私のところに逆紹介してきたのである。そして私は「私のそばにいなさい」と言わされていたのである。彼によって私たちは操作されていたことになる。このような状態を共依存という。

母と同じ84歳のてんかん患者さん

　もう一人の患者さんを紹介しよう。3代続いた正真正銘のてんかんの方である。大きな発作はないが，ちょっと変な感じという前兆は頻繁にある。年齢と軽度肝臓機能障害のため，少量の抗てんかん薬で様子を診ている。高齢であるから，さまざまな内科疾患に罹患する。最近ある疾患で内科にかかった。2カ月ぐらいして近医を紹介されたそうである。「精神科に来ているので，今まで通りみてください」と言ったそうである。でも聞き入れられなかった。私は冷たい内科医だなと思った。それから6カ月，その人は機嫌よく近医の内科にかかっている。「とてもいい先生です」私はその内科医を尊敬しなければならない。どうも私のなかに共依存しやすい傾向があるようだ。

　その患者さんは私の母親と同じ世代である。3カ月に1度会うが，まだまだ元気である。私の母は急激に心身が衰え，昨年介護施設に入所した。母に対しても共依存傾向があった私は，日々苦しい思いで暮らしている。てんかん患者さんをお持ちのご家族の方々のお気持ちを察すると共依存のテーマは酷な面もあるが，あえて課題にさせていただいた。

（中山）

第4部
今後の展望，
てんかんと共に生きる

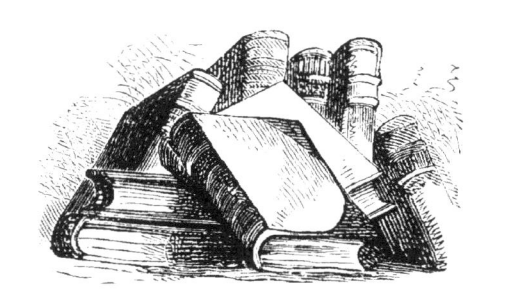

改めて
てんかんとは?の話

　いまさらと思われる方もおられると思うが，ここでもう一度てんかんとは？という話をしたいと思う。診察の場でその定義についてお話しする機会はさほど多いものではない。普段はてんかんであることを前提にお話をしてしまうことが少なくないからであるが，しかし先日，紹介された患者さんと面談したとき病気の解釈で妙にくい違っているなあと感じることがあった。そこで，振り出しに戻るような話ではあるが，ここで，「てんかんとは何か」を改めて説明したいと思う。
　てんかんの定義は，WHO（世界保健機構）によると「種々の原因により起こる慢性の脳の病気で，自発的かつ反復性の発作を主症状とし，脳波検査で発作性放電を示し，その機能異常により多彩な発作症状を示す疾患である」とされている。脳起源性，慢性，反復性の発作を持つというのがてんかんの大事な特徴なのだが，定義をもう少しくだいていうと，何らかの原因――これは脳に障害を与える結果になってしまったものであればどんな病気，状態（種々の原因）でもあり得るのだが――たとえば，頭部の外傷や脳炎などによって脳の神経細胞が障害され，やがて神経細胞自体が自発的に，つまり勝手に過剰な興奮を起こすようになってしまい，そのために発作をくり返すようになった状態がてんかんであるということである。
　何より重要なことは，脳が勝手に異常な興奮をはじめるようにならなければてんかんとは診断できないという点である。では，健康そのもの

であった方が脳炎となり，その急性期つまり，発熱，意識障害など，脳炎そのものの症状が激しいときに突然に全身けいれんが起こった際や——最近はスポーツドリンクなどを飲む方が多いので電解質のことはご存じと思うが——何らかの原因でそのバランスがひどくくずれた場合，たとえばナトリウムやカルシウムのバランスがくずれたために突然に予期せぬけいれんや意識消失発作が起こったとき，いずれもてんかんの定義には当てはまらないということがおわかりであろうか。これらは脳炎あるいは電解質のバランスがくずれたことが直接的な原因となってけいれんが起こった急性期の症状である。だから通常はこれらが回復すれば，あるいは原因が取り除かれれば，たとえ一時的な服薬はあったとしても，その後は服薬しなくともけいれん発作を起こすことはないことになる。

　ところが，脳炎から回復して何の支障もなく社会生活を送っていた方のなかに，しばらくして，不幸にも再びけいれん発作が起こってしまう方がいる。このときは残念ながら，てんかんの発病の可能性を疑わねばならない。つまり，脳炎の急性期の症状自体は改善したけれども，これが原因となって脳の神経細胞自体が傷ついてしまっていて，徐々に自発的に，勝手に異常な興奮をはじめるようになり，その結果発作が起こるようになったと考えられるからである。

　この脳の勝手な異常興奮を確かめるために脳波検査が行われる。棘波，鋭波といったてんかん性異常波をとらえ，発作が脳から起こったもの，つまり脳起源性であることを確認するのである。この脳波異常（ただし，常に棘波や鋭波をとらえられるわけではないので，このときには慎重を要する）がみられれば，てんかんの可能性は極めて高くなるのだが，定義に従うと，この時点でもなお厳密にはてんかんの診断はできないことになる。なぜかといえば慢性的に反復する発作ということが定義に記されているからである。発作が2回以上起こったときになって初めててんかんと診断できるということである。当然ながら棘波，鋭波といったてんかん性異常波がみられても発作がみられない方，または発作があってもそれがてんかん発作ではない場合（てんかん発作であるか否かの区別が何よりも重要なわけで，疑わしい場合には，脳波とビデオの同時記録を行っててんかん性異常波の連続的出現があるか，そしてそれにともなって発作が実際にみられるかどうかを確認する）には，てんかんと診

断はできない（ただし，本人が発作を自覚していないということもあり得るので注意が必要である）。

　換言すれば，一生のうちに1回の発作のみであった方は厳密にはてんかんという診断にはならないということである。しかし，このような方がどれほどいるか調べることは不可能である。したがって，治療をはじめるかどうかは定義に従い2回目の発作が起こったときと考える治療者がいる一方，脳波異常が明らかで次の発作が経験的にではあるが，起こることが強く予想される場合には，予防の目的で服薬を勧める治療者（こちらが実際は多いと思う）もいる。

　定義の説明だけでずいぶん長くなってしまった。なお，特発性のてんかんの方では後天的に脳の障害を受けたわけではなく明らかな原因は見当たらないので，今までの話は違う話と思われた方がいると思うが，素因も原因（病因と言った方がよいだろう）ととらえるのが現状の考え方である。

（須江）

真のQOL向上とは?

　ここまで，てんかんをもつ人々の生活の質（QOL）の向上について，就学・就労・家庭生活などさまざまな問題を考えてきたが，こうして視点を広げるうちに，筆者の気持ちのなかで「問題のQOL向上とは果たしてどういうことなのだろうか？」という問いかけが生じてきた。ちょうどそのころ，筆者の外来で，この問いかけに対する解決の糸口となるかのような，ある患者さんの治療を経験する機会に恵まれたので，今回はそのケースを紹介しながらこの問いかけについて考えてみたい。
　まずここで改めて「QOL」について振り返ってみよう。QOLの考え方は，約50年ほど前に手術不能な癌患者の治療効果の判定にQOLの概念が導入されたことに端を発し，現在では高血圧，糖尿病などの慢性疾患のあらゆる領域に波及するようになったようである。
　一般的に考えれば「生活の質」とは，日常生活行為のみならず労働，家庭や社会における役割や人間関係，趣味や文化活動などの個人をとりまく環境にまで及ぶ諸因子のことを示し，さらにその向上を目指すともなれば人生のテーマそのものともいうべき一大事である。加えててんかんをもつ人々のQOLとなると治療的側面をも考慮せねばならず，その人にもっとも適合した治療環境のもと，より良い日常生活を維持するという課題がある。
　このように概念上難しく考えると，「真のQOL向上とは？」という問いかけに筆者はますます混沌としてしまったのである。そこでAさんの

ケースを紹介することにする。

　Aさんは幼少期発症の難治てんかんであり，入院・外来での薬物療法でもなかなか発作のコントロールがつかず，ほぼ毎日のように発作が出現していた。全身性強直間代けいれんや転倒発作には及ばないものの頻回の意識消失発作や複雑な身振り自動症を認め，意識のくもりなどの軽い発作を含めると日に4〜5回以上の発作頻度もまれではなかった。

　日常生活は概ね自立しているが，頭痛やめまいなどの体調不良も多く，日々を快適に，円滑に生活することはかなり困難な様子であった。本人は中等度の知的障害を有するがかなりの努力家で向上心も強く，養護学校卒業後は作業所に通所し，発作を抱えながらも家に引きこもらず，前向きに社会生活を営む意欲のある方である。しかし体調や気分の落差も大きく，不機嫌状態や心理的動揺が大きいと突然作業所に通えなくなり，家庭で暴力的になったこともあった。

　初夏のある日，Aさんは転院先である筆者の勤務する病院に初めて訪れた。母子ともに長い病気との付き合いだからか，発作や薬に対する理解や受容は良いのだが，非常に印象的だったのが本人のあまりに幼稚なことば遣いや受け答えであり，いわゆる「赤ちゃんことば」で「あのね，○○ちゃんね」と話す様子であった。

　その後数回の外来診療で新薬の効果がみられたのか若干発作頻度は減少したが，いまだに日単位に発作があり，衝動的な不機嫌状態は改善しないまま2〜3カ月が経過した。

　次第に相談内容は作業所に関することが増え，自ら「人間関係が辛い」「作業はもっとうまくできるのに周囲に合わせてしまい自分のペースでできない」「周囲からは指導者同様に相談されたり頼られるのが負担」と語るようになった。

　本来は規則正しい生活や対人関係，作業能力訓練の場として有益であるはずの作業所が，本人の心理的負担になっているようなので，両親とも相談し，作業所通所を一時見合わせることとした。そして自宅で手芸やパソコンを楽しむようになると表情は次第に穏やかになり，発作も徐々に軽減し，自宅生活を始めてから約1年半後の現在ではほぼ毎日であった発作頻度が3日おきぐらいになり，衝動的な不機嫌状態も激減している。そして不思議なことに，初診時にみられた「赤ちゃんことば」

が消失したのである。最近は手芸やワープロ，デジカメの作品を活き活きと披露したり，表情に女らしさも加わった印象である。

　もちろん，発作頻度の改善に関しては薬物や他のさまざまな要因が関係し，作業所通所の問題だけではないだろう。社会的活動は大変重要なことだが，このケースのように本人に適したレベルでないと無理に適応しようとしてしまい，心理的負担が蓄積され，発作や情緒に影響を及ぼすこともありうるということをAさんは教えてくれたように思う。

　これまで知的障害をもつてんかんの方のQOLについて多くの研究がなされているが，背景にはさまざまな要因があり，発作コントロールのみならず日常生活への配慮が重要視されている。環境調整とともに発作が改善したAさんのケースは，QOLとは世間一般の見方・考え方や家族，治療者のものさしによるのではなく，あくまで本人自身の主観にもとづくものであり，「本人が充実した生活を楽しむ」ことが何よりも大切であることを痛感した貴重な経験であった。

　　　　　　　　　　　　　　　　　　　　　　　　　　（高橋）

セカンドオピニオンについて

　昨今，医療に対する世間の関心が高まっており，てんかんについても，連日のように新聞やテレビなどを通じて目にする機会が増えている。新たな研究成果や画期的な治療法など喜ばしい報道であればいいのだが，残念ながら，むしろその逆のほうが目立つ印象で，残念な報道を目にするたびに胸を痛めている。一方，最近"セカンドオピニオン"ということばを耳にされる方も多いのではないだろうか。今回は筆者の最近の経験に基づく主観も交えるが，「てんかんをもつ方のセカンドオピニオンの有効利用法」について考えてみたい。

　最近普及活動に乗り出した東京都によると，セカンドオピニオンとは「患者が主治医以外の医師の意見を求め，患者の自己決定権を保障する一つの手段である」としている。さらに目標とするところは，患者がセカンドオピニオンを望めば相談可能な医療機関の情報を主治医が提供し，カルテも持参できるように手配する，というものらしい。しかしながら，いまだ医療機関の間でも普及していない現状では，最初の医師の説明を十分受けないままに複数の医師を渡り歩き，異なった診断を受けて混乱して判断が下せなくなり，医療不信を増幅させる，といったケースも少なくないようだ。そこで東京都では〈特定機能病院医療連携推進協議会〉での話し合いの結果，次のように普及促進の方針を統一させているので，参考までに転載してご紹介する。

①患者が望む場合に、主治医がセカンドオピニオンを実施する医療機関の情報を提供する。
②セカンドオピニオンを行う医師が、診断・治療について適切な助言ができるよう、カルテや検査所見、画像データなどを患者・家族に持参してもらう。
③セカンドオピニオンを行う側は、治療行為は行わない。
④原則として患者には主治医のところに戻ってもらう。

　さて、てんかんをもつ方やそのご家族の読者で、これまでにセカンドオピニオンを受けたことがある、あるいは受けようかと迷ったことのある方はどれぐらいいらっしゃるのだろうか？　治療方針が安定して主治医との信頼関係がある程度築けていたら、あえてセカンドオピニオンを受けようとの発想は浮かばないだろうが、「最近、てんかんと診断されたが、服薬についてこれがベストなのか不安である」とか、「幼少時に診断されて数十年間服薬しているが、初発当時は親が説明を受けており最近は薬をもらうだけ。このままでいいのか。いつまで服薬するのか」といった不安や疑問を抱えている方も少なくないのではないだろうか？　筆者が患者になって想像すると、ここでネックとなるのは、「決して現主治医に不満はないが、他の病院に行ってみたいなどといったら、嫌われて診てもらえなくなるのでは？」という心配ではないかと思う。筆者個人の意見としてはこのような心配はするに及ばず、むしろ治療への積極性が感じられて好ましいと思う。なかなか発作コントロールがつかない場合などは主治医も試行錯誤しているだろうから、他の有意義な助言をいただけたら非常に参考になるだろう。最近、この考えを裏付けるような貴重な経験をしたので報告したい。

　H・Sさんは20歳代の青年で、思春期発症の症候性部分てんかん（前頭葉てんかん）の方である。いくつかの他院を経て筆者のところへきたが、怠薬傾向もあり発作や不定愁訴が多かった。定期服薬や規則正しい生活を指示し次第に発作が減少すると、自らの健康管理に関心をもつようになったのか、てんかんの本を教えて欲しい、ストレスと発作の関係について書かれた文献を探して欲しい、と勉強熱心で、かなりの専門用

語まで把握されているようであった。そしてある日「自分の発作焦点をもっと正確に知りたいから，てんかん専門病院で詳しい検査を受けたい」と希望されたので，セカンドオピニオンの主旨を書いた紹介状とこれまでの検査データをお渡しした。数週間後返答を持って来院し，「先生の見立てはあっていましたよ」と若者らしく冗談っぽく笑う彼に「少しは見直してくれた？」と切り替えした。

　返答は非常に簡潔明瞭で，本人が望むような脳磁図などの検査は現時点では不要であること，薬物調整でふらつきが減少するのではないか，若干被害関係妄想のような発言が気がかりであることなど，筆者がかねてから気になっていた点についての指摘があり，以後の治療方針にとって非常に有意義なものとなった。

　このように現主治医との治療関係を損なわないように配慮しながら，より正確な病態，診断，治療法についての意見を述べるのは大変優れた知識と経験を要すると思われるが，てんかん医療従事者間で迅速かつ定期的な意見交換は困難であるため，患者側からの積極的なセカンドオピニオンの提案は有効であると感じた経験であった。主治医との意見交換が大前提であることはいうまでもないが，病気に対する患者側の意識の高まりが医療の陰りや敷居の高さを払拭し，患者さんにとってベストなセカンドオピニオンであって欲しいと思う。

　　　　　　　　　　　　　　　　　　　　　　　　　　（高橋）

精神保健福祉法に
関わること

　皆さんは精神保健福祉法という法律があることをご存じだろうか。法律というと難しく考え敬遠しがちであるが，筆者にとっても勉強しなおす機会としたい思いもあり，今回はこれに関連した事柄について，てんかんをもつ方にとっての有効な利用法を考えてみたい。
　まずこの法律の冒頭には〈精神障害者等の社会復帰の促進及びその自立と社会経済活動への参加の促進のために必要な援助を行い……（中略）……精神障害者等の福祉の増進及び国民の精神保健の向上を図ることを目的とする〉と述べられている。ちなみにてんかんの方が使える医療・福祉制度の中で一般的なのは「精神障害者保健福祉手帳制度」「障害者自立支援医療制度」「障害者年金制度」の３つであろう。
　ではてんかんという病気は果たして「精神障害」に含まれるのだろうか？　おそらく障害ということばのイメージと，てんかん発作がありながらも比較的安定した日常を送っている方がたくさんいらっしゃることとのギャップを考えると，この問いの答えは思いのほか難しいように思う。
　法律的にはてんかんは「精神障害者保健福祉手帳」の障害等級判定基準として示されている厚生労働省通知に含まれており，「④てんかん」の項にはてんかん疾患の概念，発作の特徴，合併する精神神経症状や知能障害について詳しく述べられている。しかし実際は他の精神疾患の場合も同様であるが，精神障害者としての申請，手続きを行うのはいささか抵抗がある当事者（患者や家族）が多いのではないだろうか。もちろん

知的障害を合併している方や既にてんかんを障害として受容されている方には当てはまらないが，特に軽〜中等度のてんかん発作が主体の方にとっては筆者の臨床場面ではしばしば遭遇する問題である。彼らに共通した，心配は「申請したことで職場や学校に病気のことが伝わるのでは？」「（そのために）解雇されるのでは？」「進学や就職に不利なのでは？」ということが多い。各役所での申請後の手続きや書類の流れについて筆者は詳細を把握しかねるため，また保険の種類によっても異なるため断言はできないが，個人情報プライバシー保護の配慮もあり，これまで医療，役所，職場・学校との間で申請後にトラブルになったケースはなく，念のために申請時に疑問点を確認していただいた上でスムーズに導入されたケースばかりであった。手帳申請によるメリットは福祉サービス受給，公共施設や交通機関の割引，税金控除などであるが，前述した点を考慮しながら手帳申請の是非を検討されるといいだろう。

　手帳交付を受けた方は「障害者自立支援医療制度」の申請に当たって，医師の診断書の提出や地方精神保健福祉審議会での審査が省略されることになっている。しかしながらこの申請は精神障害者保健福祉手帳とは切り離して考え，別個に申請することも可能であるので，やはりメリットを最大限に活かすように選択して申請する必要がある。

　最後は「障害年金」についてである。「精神障害者保健福祉手帳」が病状によって1級から3級まで等級・判定基準が定められているのと同様に障害年金においても等級が決められている。筆者の診療場面で度々この障害年金申請のための診断書作成を依頼されることがあるが，残念ながらこれまでスムーズに申請手続きが進んだケースが少ない。多くは「現在の病状又は状態像」あるいは「日常生活の自立度」で再検討を要求されることが多い。なぜスムーズにいかないのか常々疑問に感じていたので実際に経験した例をもとに検討してみたい。

　Aさんは20代の女性で10代発症の局在関連性てんかんの方である。発作型は体性感覚性，上腹部感覚性の単純部分発作や時に自動症をともなう複雑部分発作が月に数回認められており，不眠・疲労・ストレス因により増悪することがあった。20代前半まではなかなか病気の受容が難しく服薬や受診も怠りがちであったが，後半になり自分の病気に対する

意識が向上したのか通院も定期的になり，自ら調べて「通院医療費公費負担」と「障害年金」の申請を申し出られた。そこで快く2種類の診断書を作成しお渡ししたが，数週間後にAさんは悲しそうな様子で来院された。年金の診断書が受理されなかったので訂正してほしい，とのことである。聞けば「けいれんのない発作はてんかんではない」とか「日常生活に障害をきたす程度とは思えず障害年金は無理なのでは？」などの話が役所の担当者よりあったそうである。筆者は当然驚いたがここでくじけずに再申請するように若干の訂正をして励ました。
　後日無事申請は受理されたとの連絡を受け安心した。実際の申請場面でのやり取りはわからないが，未だ行政の中にもてんかんという病気の実態が浸透していないのでは？と感じざるを得ない体験であった。個人の知識や認識に多少の差があってもいいが，担当者には「不安を抱きながらも勇気をもって提出する」当事者の気持ちを理解していただけたら，と思う。

(高橋)

日本一になる

年齢

　てんかん治療は今の治療法では残念ながら長くなることが多いのが現状である。だから子どものころに治療を始めて，成長し，就学して卒業，そして就職し，結婚して子どもができた，というようにその人の主要なライフイベントを一緒に体験することになる。

　私がてんかん治療にたずさわるようになった頃小学生であった方は，もう子どもが何人もいるということも珍しくない。たまたま私はほぼ三十年来，同じ職場に居る。そのためまるで親のような気持ちになることがある。結構もう年になっている方も，初めてあった時が小さい頃であると，いつまでも，子どものように思えたりする。「結婚する」，「子どもができた」などと言われてびっくりするのである。

　またてんかんは3歳以下に発症することが多いのであるが，15歳頃にも好発年齢がもう一度ある。また中高年になってから，いわゆる遅発性てんかんとして発症することもある。

　また人数は少なくなるが，各年代に発症することがある。より若いときに発症する場合は先天的要素や出産時障害が多いようである。高年齢になるに従って器質的要因を考えなければならない。でもやはり原因不明が一番多いのである。

　そのようなことから，初診でお会いする年齢は広範囲にまたがる。い

ろいろな方とお会いできるのでとても話が面白くなる。私は精神科医であるから原則的に乳児，小児は診ていない。だから現在担当している人で一番若くて12歳ぐらいであろうか。一番高齢者は70歳代である。いつも思うことは，高齢になってもてんかんという病名をはずしてあげられないことである。現在の医療システムに問題を感じながら話を聞いている。

精神科ではそのほか，統合失調症と気分障害という大きな疾患がある。統合失調症も同様に，80，90歳になってもまるで背番号のように統合失調症という病名，その看板を下ろすことができない。私は病名も定年制をしくべきだと思う。病状にかかわらず卒業させてあげたいといつも思っている。

てんかん専門外来で

私にとっては，恩人といえる方がてんかん外来にはたくさんいる。Kさんは現在60歳代だが，最近残念ながら消化器の腫瘍ができて入院，手術した。その後の経過は良好だったのだが，少しの間落ち込んだようである。今はまた元気になられている。Kさんがなぜ恩人かということについて述べる。もう20年以上前であろうか，抗てんかん薬の血中濃度測定が可能になってきた頃のことである。Kさんは長く抗てんかん薬を服用していた。フェニトインとフェノバルビタールの粉末だったと思う。用量は忘れたが，中等量だったと思う。でも発作が月に1回はあった。そしてひどい頭痛もちだった。私が血中濃度測定の研究をしていることを知って，「わたしの体を使ってください。てんかん治療の研究に貢献したいのです」と言われた。

私はびっくりした。「どうしてそう思うのですか？」

「発作がなかなかおさまりません。でももう慣れました。ここの外来に同じ病気の人がたくさんいて，わたしよりひどい発作をもっている人がたくさんいることを知りました。治療法の研究に参加したいと思います」。

またこんなことを言われた。「死んだら，献体したいのです。どうしたらいいのでしょうか。また臓器も提供したい。でも病気だから使ってもらえないでしょうね」

「そんなことないですよ。ありがとうございます」

Kさんには新しい抗てんかん薬や従来の抗てんかん薬の血中濃度測定でいろいろ世話になった。そのおかげで合理的な薬物療法ができるようになった。そしてKさんの発作も抑制された。でも頭痛だけはいまでもあるようだ。

日本一になる

　そのKさんは発作から解放されて，私に
「先生，先生はまだ若いし，これからですね。日本一の精神科医になってください」と言ってくれた。
　私は「日本一」ということばを久しぶりに耳にした。とても新鮮に感じた。日本一といえば桃太郎ぐらいしか思い浮かばなかったが，Kさんにいわれて，私も素直に，単純に「頑張って役に立つ精神科医になりたい，なろう」とその時思った。今もそのことばを時々思い出している。Kさんの病気が早くよくなることを願っている。本当の日本一はKさんだと思うのである。

（中山）

法改正のその後

　2006年4月より**障害者自立支援法**が施行された。最近ノーマライゼイションということばが日本でも使われるようになり、障害者が等しく支援を受けられるために法改正がなされたが、本法案の成立までには多くの曲折があった。改正法案と現実とのギャップに対して当事者の方々やてんかん協会はじめ多くの関係者の尽力が反映されているものである。しかしながら現況との乖離は否めず、いくつかの問題を抱えたままのスタートとなったようだ。

　ではこの法律の内容はどのようなものだろうか。てんかんの方が利用できるサービスや医療・福祉の制度にはどのようなものがあるのだろうか。読者の皆さんの中にはこの法律についてよくご存じの方も、そうではない方もいることと思う。今回はこの法律のうち読者の皆さんに身近なテーマについてとりあげる。

　精神保健福祉法はその冒頭で「精神障害者等の社会復帰の促進及びその自立と社会経済活動への参加の促進のために必要な援助を行い……（中略）……精神障害者等の福祉の増進及び国民の精神保健の向上を図ることを目的とする」と定めている。障害者自立支援法は精神障害、身体障害、知的障害等これまでそれぞれ異なった法律や行政制度によって支援されてきた障害者を等しく扱い、その自立を支援することを目的としている。

　しかし当事者からは支援といってひとくくりにできるものではない、

との声があがっている。自立までの道程は障害の質それぞれによって異なるものであり、当然求めるものもさまざまである。ノーマライゼイションとは障害を減らすことではなく、障害があっても障害がない人のように充実した精神生活が送れることを目的とする。またノーマライゼイションの理念が社会に浸透するにつれて、自分のことは自分で決めて生活したいという「自己決定権」を尊重する動きが広がってきているといえる。

　法改正によって大きく変わったことは、障害者の生活の質を個々人の求める方向により近づけていくことが目的となったということだろう。真の意味でのノーマライゼイションとは、このように法を改正する必要がない、障害のあるなしを語る必要のない人々の心のありようなのかもしれない。

　自立支援法では、自立支援医療費として通院医療費公費負担制度（32条）を廃止し、5％自己負担が10％に引き上げられたことや、施設利用の定率負担が改正の主軸となっている。また対象者も「重度で継続して医療費負担が毎月発生し、家計に対し大きな影響を与える」方や生活保護世帯、市民税非課税世帯の方に対して重点的配分を行うというものである。よって「重度かつ継続」であっても所得税額が30万円以上の世帯は給付の対象外となる。

　当時、小泉内閣の三位一体改革の一環として行われたともいわれる障害者自立支援法だが、昨今の逼迫した財政状況では、時代の流れのなかである程度はやむを得なかったことなのかもしれない。しかし日々疾患を抱えながら生きていかねばならない本人とその家族にとっては、国家の財政と現実生活における家計とを結び付けて一本の線上として考えることは難しいのではないだろうか。また国内総生産（GDP）に占めるわが国の障害者への現金給付の割合はスウェーデンの6分の1、アメリカの半分以下といわれている現状では、福祉政策の根本的な改善なくしては障害者のより理想的な生活、ADL向上までには及ばないのかもしれない。さらに現在わが国の障害者は人口の約5％、20人に一人の割合といわれるが、将来的には介護保険制度との統合が予定されていることもますます苦慮される事態といえる。

　当初この改正によって危惧された問題点は応益負担の導入、所得保障

の具体的施策が示されていないこと，扶養義務者負担制度を世帯単位とすることなどであった。てんかん治療は長期にわたり薬物療法を継続することが基本であり，加えて脳波はじめ高額な検査費用や通院に要する交通費負担を考えると通院を中断せざるを得ない状況も生じかねない。また就労困難な場合，年金に依存した生活では10％負担が家計に重くのしかかることも想像される。さらに所得税額の基準が世帯単位では，経済的に扶養義務者に頼らざるをえない状況を追認し「自立支援」の本来の目的から逸脱するのでは……と不可解な点，疑問，不安は後をたたない。

　幸い筆者の診療場面において法改正後耳にしたことが多い意見は「申請結果がまだ届きません」との手続き上のことであった。上記のような生活に直結した問題点が浮上するかどうかは，今後の動向を慎重に見守る必要があるが，読者の皆様はいかがであろうか。いかなる法改正も真に国民のADL向上に結びつくものであることを願ってやまない。

（高橋）

特例子会社

すでに述べた「障害者自立支援法」については，最近NHKの教育番組や報道番組でも扱われ，話題になる機会が増えた印象がある。そのなかでよく耳にするのが**就労支援**の問題である。では，就労移行支援の現状はどうなっているのだろうか？

　主治医として精神医療に携わっていると，治療の流れのなかで初期の薬物療法による回復期よりもはるかに頭を悩ませるのが「復職できるか？　仕事を見つけられるか？　働き続けることができるか？」といった問題である。病状は安定しました，さて，では実際すぐに働けるのでしょうか，というと現実は厳しく，誰しもが何らかの壁に直面せざるを得ない状況があるようだ。障害者全体における精神・知的障害者の就労率が2割程度という事実も，この症状を物語っているかと思う。

　以前，新聞紙面で「特例子会社」についての記事があり，「障害者の働く場を広げる」といううたい文句に惹かれ，興味を持ってネット検索をしてみると意外にもたくさんの情報があった。ご存じの方も多いと思うが，今回はこの特例子会社について考えてみたい。

　まず特例子会社とは「障害者の雇用率を上げるために厚生労働省の認定を受けた子会社。つまり障害者雇用促進法では障害者雇用義務を個々の事業主ごとに課しているが，親会社が障害者の雇用に特別の配慮をした工場等を子会社として設立し，障害者の雇用のために特別の配慮をしていると認定を受けた子会社のこと」である。従業員56人以上の企業

は，障害者の割合を1.8％以上（法定雇用率）にする義務があるが，認定された子会社で雇った障害者を親会社が雇用しているとみなし，親会社の雇用率に加算することができるというものである。認定を受けるためには企業グループに一定の条件が課せられるが，2002年より一般企業でも適用されるようになり，厚生労働省は2008年までに半数以上の企業が雇用率を達成するように指導を強めているとのことである。とはいえ2006年6月の時点で法定雇用率を満たしている企業はいまだ42％にすぎない。未達成の場合，不足している障害者一人当たり月5万円の納付金が企業に科されることになる。

　難しい説明が続いたが，筆者の個人的イメージかつ少々意地悪な言い方をすれば，「障害者雇用率を上げるより納付金を納めてきた」企業が「障害者雇用率を上げる努力を始めた」ということになるのであろうか。だがこれは精神・知的障害者にとって利点が大きく喜ばしいことではある。一方で課題も多く，精神・知的障害者を支えるノウハウを，親会社やその特例子会社が試行錯誤しながら十分に把握し，さらに特例子会社間での情報交換が行われなければならない。

　実際に雇用する企業側の不安も大きいようで，採用方法のみならず，研修期間の評価項目，コミュニケーションのとり方，賃金の設定など，さまざまな尺度でのマニュアルを作成している企業が増えている。

　ある大手化粧品メーカーの特例子会社では，障害者の適性をみながら持ち場を決めたり，一日の達成目標を定めており，「土日や祝日も会社に行きたい」「店頭に並べられた商品をみるのが楽しみ」という社員の声もきかれているようである。このように障害者の職域拡大を図るためには親会社の就業規則とは別に障害者の労働能力や就業条件に配慮した就業規則や設備環境を整備する必要がある。

　以上の流れから考えると，特例子会社の設立と維持には大変な労力を要するようだが，納付金の減額，社会的なイメージアップのみならず，障害者雇用に際して生まれる創意工夫の数々が，企業全体の生産性向上にもつながるなど，特例子会社の設立によって企業側にもさまざまなメリットがある。更には，企業側と障害者双方のメリットを合致させるような流れを生み出すためには，企業例と福祉関係機関との連携強化も重要な課題である。

てんかん患者さんの就労をサポートした経験の中で，筆者にとって忘れられない患者さんが二人いる。二人とも20代の若い男女で，発作頻度は月に数回あるものの，日常生活には支障なく，意欲的で前向き，明朗な青年たちだった。彼らの就労に関する診断書を何度か作成したが，どんなに力をこめて作成してもなかなか就職という成果につながらず，度々苦い思いを味わった。当時筆者には特例子会社の知識もなく途方にくれた記憶だけが残っている。主治医を離れた今でも，時折ふと「彼らは無事に就職できたかな？」と思い出すことがあり，特例子会社制度を知り，その恩恵によって立派な就労者となられていることを願っている。

〔高橋〕

「いい夫婦の日」に思う

　毎年11月22日は何の日だかご存じだろうか？　その日付の語呂に掛けて「いい（11）夫婦（22）の日」なのだそうだ。
　先日，テレビをみていたら，この日にちなんだ「パートナー・オブ・ザ・イヤー」なる賞の授賞式の話題が放映されていた。この賞は，一般からの公募に基づいて，「いい夫婦の日」にふさわしい著名人のカップル（夫婦）を選出するものだそうで，その年は放送作家の男性とお笑い芸人の夫妻が受賞した。
　さて，日ごろ私の外来には，患者さんとそのパートナー（旦那さんもしくは奥さん）が，二人で揃って来院する機会が多くある。そこで実にさまざまな夫婦にお目にかかるわけだが，中でも，患者さんである奥さんを支える姿勢や思いやりの心に，私自身，同じ夫として大いに共感し，尊敬に値する旦那さんが大勢いらっしゃる。

　そこで今回，「いい夫婦の日」にちなみ，誠に勝手ながら，てんかんをもつ奥さんを支える素敵な旦那さんの中から，「ベスト・ハズバンド（夫）」として一人を選出させて頂き，ここに紹介したいと思う（患者さんの匿名性に配慮し，話を若干改変している）。
　その栄えある（？）旦那さんは，側頭葉てんかんをもつ奥さんがいらっしゃるＡさん（30歳）である。結婚する前から，奥さんの病気のことは知っていたようだが，交際期間中を含め，それまで数年来発作を起

こしていなかったため，特に奥さんのてんかんを意識することはなかったそうである。

しかし，結婚して半年ほど経ったころから，奥さんが自宅で月に数回の発作（意識減損をともなうけいれん発作）を起こすようになった。そこで，当時通院していた開業医の先生からの紹介により，夫婦で私の外来を受診された。それまで数年来なかった発作が，月に数回も起きるようになったわけであるから，主治医の私としては，その原因を探るべく，服薬がきちんとなされていたかなど，二人に最近の生活の様子について，あれこれ訊ねた。しかし，二人からは，特に思い当たるような生活上の変化はなく，薬の飲み忘れもないので，どうしてここにきて発作が増えたのかがわからないといった返答であった。結局，精査のため脳波検査，頭部の画像検査，薬物の血中濃度を含めた採血検査を行うこととし，その日の診察は終わった。

しかし，その数日後，私の外来に，スーツ姿のAさんが突然現れた。先日の診察のあと，気になったことがあり，どうしても主治医に話しておきたいので仕事の合間に来た，とのこと。Aさんによると，夫妻は結婚を機に，Aさんの実家から歩いて数分の場所に居を構えた。Aさんの両親は，実家で仕出しの弁当屋を営んでおり，注文が多く忙しい際には，両親の要請で奥さんが早朝から弁当の仕込みを手伝うようになったそうである。しかし，Aさんの両親は仕事に厳しく，手際がよくない奥さんに対して，容赦ない叱咤が飛ぶため，奥さんには大きなストレスになったということであった。

また，早朝5時からの仕事も，朝が苦手な彼女には負担が大きいようだった。奥さんは時々，そのことをAさんに漏らしていたそうだが，Aさんは自身の仕事の忙しさに追われ，彼女を気にかける余裕がなく，「そのうち慣れるから頑張って欲しい」といったことばをかけていたそうである。しかし，先日の受診のあと，奥さんの病気について改めて調べてみたところ，生活上のストレスが発作を増悪させることもあると知り，もしかしてこのことが原因ではないか，と心配になり来院されたのだった。

私からAさんに対しては，奥さんの病状をストレスの問題だけで説明するのは難しいが，慣れない仕事と義理のご両親への気疲れが，何かしら影響を与えている可能性はある，と説明し，今後Aさんの立場を通じ

て解決できることがあれば，率先して協力願いたい旨をお伝えした。

　その後Aさんは，早速両親に対し，奥さんに過度な負担をかけぬよう配慮して欲しいと願い出たそうである。また，一度私の外来に両親を連れておみえになり，私からご両親に対し，てんかんの病気と養生について説明する機会をもつことができた。結果，ご両親は，マイペースな奥さんの仕事振りにも寛容な態度を示すようになったとのことである。そして，Aさん自身も，会社の時差出勤の制度を利用して，時々奥さんに代わって早朝の仕込みを手伝うようになった。

　現在，初診から1年近くが経つが，奥さんの発作は3カ月前を最後に出現していない。もちろん，この間には薬の処方を調整しており，病状の改善にはさまざまな要素が寄与していたのであろう。しかしながら，Aさんの行動をきっかけに，家族がいたわりと思いやりの気持ちで改めて奥さんの病気と向き合い，そして何よりも，夫婦間の信頼がより強固なものになったのは確かなようである。

（岩崎）

弱っているひとに対する心づかい

「奇跡の人」とは

　ずいぶん昔だが，『奇跡の人』という映画があった。これはヘレン・ケラーの実話に基づいた感動，名作である。アカデミー賞も受賞し，今でもたまにテレビで放映される。ヘレンは，聴力，視力障害のため，会話することもできない，これ以上の不幸は考えられないような障害をもって生まれた。両親は罪悪感のためか，ヘレンのしたいようにさせて育てた。そのため人間的な行動ができなかった。ほぼ動物のような生活となっていたが，それを受け入れていたのである。
　そこへ，家庭教師アニー・サリバンがやってくる。サリバン女史の教育方針は，スパルタ方式だった。厳しく人間的な行動を教え込むのである。むしろ乱暴に。でも結果的にヘレンは「水」の存在を知り，それをきっかけにして，次々と多くの知識を得ることができるようになる。そして人間的な生き方を身につけていったのである。水の存在に気がつく場面は，感動的で多くの人の涙を誘った。

「奇跡の人」は誰のこと？

　三重苦のヘレンが人間を取り戻すというストーリーであるから，奇跡の人とはヘレンだと思われている。しかし原作の題名は「The Miracle Worker」という。すなわち奇跡を起こした家庭教師という意味で，サリ

バン女史こそ奇跡の人なのである。そして主演女優賞を獲得したのもサリバン女史を演じたアン・バンクロフトで，ヘレンを演じたパティ・デュークは助演女優賞だった。これは意外に知られていない。

　ヘレンの家族は，彼女のわがままをすべて受け入れていた。でもサリバン女史はそれを強く否定した。手をあげてでも覚えこませようとしたのである。本当にその方法で良かったのだろうか。それは少なくともヘレンに対しては成功だった。

　では一般にもこの方法がいいのだろうか。また通用するのだろうか。

障害をかかえる家族のストレス

　障害者とともに生きる家族は，障害のための言動だとわかっていても，家族にとって非常な，また過大なストレスを与える。一般にはヘレンの両親のようには，それを素直に受け入れることはできないと思う。当事者のためだと思って，一生懸命教えても，その結果がでない。むしろ悪くなることもある。何度教えても覚えられない，同じ間違いをする，そのくり返し。そこには計り知れないストレスが発生する。そのストレスの蓄積は当事者にとっても家族にとっても良い結果に結びつかない。

　最近では親の介護によるその子どものストレスが注目されている。「介護しすぎない介護」などといわれるが，そんな容易い問題ではない。出口がないのである。

似て非なるスパルタ教育，介護

　サリバン女史はヘレンにとって他人である。これが家族であったならどうだったろうか。家族は容易く当事者に批判的な感情が湧く。だからスパルタ対応ではなく，パワーハラスメント，モラルハラスメント的な態度，時には愛のむちと称した暴力的行為にいたることがある。

　サリバン女史は，スパルタでもヘレンの存在を否定したり，怒りをぶつけていたわけではない。むしろヘレンから暴力的な行動を受けていた。家庭教師として関わることを否定されていた。奇跡のひとが逆転して思われがちであるように，スパルタ的な対応はヘレンからサリバン女史が受けていたともいえる。

人格を否定しないこと

　当たり前のことだが，あまりにうまくいかなくなると家族でもその存在，人格自体に陰性感情が湧き，自分で気がつかない間に，否定的な感情に基づいた言動をしていることがある。サリバン女史は，ヘレンの存在を積極的に認め，障害があっても健常者となにも変わらない人として扱うことを基盤にしていた。そこに厳しいスパルタ教育の意義と効果があったのだと思う。

弱っているひと，弱いひとへの心づかい

　思うようにいかないのは誰にとって問題なのか。それは当事者にとってのように思われるが，実は対応している側にとって不都合なのである。だから怒りの感情が湧くのである。乳幼児の虐待や夫婦間のDVなどを考えれば理解できると思う。
　私は弱っているひとへの関わり方について，次のようなことをいつも提案している。

　　①2つ以上のことを同時に要求しない。
　　②ゆっくりしゃべる。
　　③結果をきちんと評価する（できるだけ誉める）。
　　④過剰に干渉しないために，見ないことも大事（時間的，物理的距離をおく）。

家族のストレス・マネージメント——してはいけないこと

　どんな対応をしても，ストレスは蓄積する。家族はどのようにストレスを消化すればいいのだろうか。これは具体的で効果的な方法は難しいのである。でもやってはいけないことがある。それは酒である。お酒でストレスを緩和させようとすると，必ずしっぺ返しを食らう。ここでそれに代わる対策を示すことはできないのだが，してはいけないことだけはわかっている。お酒はやめよう。

　　　　　　　　　　　　　　　　　　　　　　　　　　　　（中山）

不安に向き合って
生きること

　今から十数年前，私が医学生の頃，精神科の臨床実習で先輩医師の外来を見学していた時の出来事である。
　ある若い女性患者が，「精神安定剤を処方してほしい」とのことで受診してきた。どうやら多くの悩みごとを抱えているようで，会社での人間関係から恋人との結婚問題，そして自身の容姿についての悩みなど次々に語り出し，とめどなく不安が溢れる様子だった。
　しかし，先輩医師はひとしきり彼女の話を聞いた後，こう言った。「辛いお気持ちはよくわかります。でも不安なのはあなたが真面目に生きている証拠です。安定剤で不安を軽くするのも一つの方法ですが，この辛さに向き合ってみることも成長の糧になりますよ」と。
　結局，その患者さんに安定剤は処方されたのだが，先輩医師のことばに何か感ずるところがあったようで，薬はお守り代わりにしますといって帰られた。
　患者さんの症状を完全に取り除くことこそが，医師に課せられた使命だと考えていた医学生の私には，症状の存在をあたかも肯定するかのような，逆説的ともいえる彼のことばは非常に衝撃的だった。
　たしかに，悩むがゆえにわれわれは成長し，その過程で深い喜びも深い悲しみも味わうことができるのである。喜怒哀楽，さまざまな感情を体験することで，人生の味わい深さが増すのだろう。あるいはわれわれにとって，人生を過ごすことは，こうした「感情の揺らぎ」を体験する

過程そのものなのかもしれない。私はまだ人生の折り返し地点にも達していないが，今になってようやく当時の先輩医師のことばがおぼろに理解できる気がする。

　私たちは常に「よりよく生きたい」という欲望を持っている。しかし，この欲望は，しばしば不安，恐怖，悲しみ，迷いなどの不快な感情によって揺さぶられ，われわれに苦痛をもたらす。真面目に生きている人ほど苦痛を取り除こうと必死になるが，そのことが仇となり，かえってその苦痛に捉われてしまうのである。

　わが東京慈恵会医科大学精神医学講座の初代教授である森田正馬（もりたまさたけ）（1874-1938）は，こんなことばを残している。「吾人（我々）の外界刺激に対する感覚，気分，反応等は勿論，忘却，突然の思いつき，夢等の如き，皆必ず因果の法則に支配された自然の現象である」と。

　つまり，われわれの日常において，心の中で生じるあらゆる現象は，自然の摂理に従っていて，これらは自然との調和の上で成り立っている，というものである。言い換えれば，心地よい感情も不快な感情も，すべてが自然な（人間的な）現象として生まれ，何一つ異質なものはないということである。こうした観点からすると，不快な感情を無理に排除したり取り除こうとする行為は，「自然の摂理」に逆らうことになり，かえって「心と自然の調和」を乱すことになるわけである。

　また森田は，人間の感情は常に移ろいゆくものであり，どんな感情もそのままの強さで留まることはなく，必ず別の感情にとって替わると語っている。つまり，現在不快に感じている感情も，時間の経過の中で勝手に薄れていくというわけである。

　こうした考え方に基づいて，人間のもつさまざまな不快感情（自然現象）を排除せず，むしろ前向きに生きる原動力とすることにより，その人のもつ自然治癒力を最大限に引き出す治療法（精神療法）が，先の森田が創始した「**森田療法**」である。

　ここでは森田療法的観点に基づいた，心の自然治癒力を最大限に生かすポイントをいくつかご紹介しよう。

　まず第一に，「**心を操作しない**」こと。自分の心を意のままに操作することなど，ごく一部の超人を除いて不可能である。しかし，どんなに不快な感情であっても，そのままに感じ取れる心を育てることは可能であ

る。問題なのは，不安や恐怖の感情そのものにあるのではなく，それらをわれわれがどう受け止めるかである。

　第二に，「時の流れに身を任せる」こと。生活を整えつつ，自分の注意を内面ではなく外界に向けることを意識して時が流れるのを待つ。四季折々の自然が移り変わるように，時の力が必ずや不快な感情を洗い流してくれるはずである。

　そして第三に，「逆転の発想を大切にする」こと。受験に失敗するのが怖い→猛勉強して当日に臨む。といったように，一見われわれにとってピンチと思える状況も，実は新たな成長を遂げるチャンスを孕んでいる。そもそも人生に投げやりな人に悩みは生じないはずである。苦手や困難に敢えて足を踏み込んでみる勇気を持とう。

　以上，てんかんの病気には直接関係のない話題であるが，不安や不条理が渦巻くこんな世相だからこそ，われわれにはこうした自然回帰の視点が求められている気がする。もし森田療法について詳しくお知りになりたい方は，関連書籍やインターネット等をご覧になって欲しい。

（岩崎）

プライドは奪われない

みんな失った

　また久しぶりの来院だ。どうしても規則的に来てくれないのである。来たときはたいてい調子の悪いときなのである。予想通りだ。うなだれて入室してきた。頭はぼさぼさ，洋服は彼の好きな緑色の戦闘服。
「どうした？」
「もうだめです。なにもかもうまくいかないんです」
　彼の顔を見ると前歯が折れていた。ただごとではないと感じた。事情を聞くとバイト先の先輩とけんかになったらしい。それで前歯を折ったという。昔は抗てんかん薬の副作用で歯肉増殖が多く見られた。いつ頃からか，そのような方を見なくなった。抗てんかん薬の血中濃度モニターの功績であろうか。彼は立派な歯を持っていた。
「警察も来て大騒ぎになりました。結局示談で終わりましたが，仕事はなくなりました」と涙をぼろぼろ流すのである。
「……」
　私も，彼からの話で絶句することが今までで何度あったことか。思い出すのは，やっぱり一番頼りにしていた母親の病気，そして死。悪いことに母親の姉，本人にとっておばさんがいたのだが，その方も追いかけるようになくなった。天涯孤独になったのである。

生保はいや

　いつも経済的に困って私のところにやって来る。生活保護をすすめるととてもいやがる。なぜだろうか。別のケースでは，生活保護をもらい，継続したいがために来院しているのではと疑いたくなるようなひともいる。でも彼はいやがる。
　「担当のひとが，十分働けるのではというし，自分もそう思います」
　「でも，当面の生活も困るでしょう？」
　「なんとかなると思います」
　「歯も治した方がいいよ。その顔では就職も難しいと思うよ」
　本人はうつむいて動かなくなった。結局どうなったかというと生活保護を受けるようになったのである。

お礼に来ました

　それからどれぐらいたっただろうか。多分6カ月は経過したと思う。いつものように予約なしで外来に彼の声が響いていた。
　「今日，中山先生，います？　会えるかな?!」
　私はいつもその声で予約の画面を見直すのである。だいたいぎっしり予約が入っていて初診の予約もいつも以上に入っている忙しいときにかぎって突然やってくるのだ。
　私の葛藤が始まる。原則予約外は最後に診るのである。彼は診察室の近くにある長椅子に座る。本当は次に呼ばれる順番のひとのための椅子なのである。私がマイクで次の方を呼び，入室するときにドアごしに彼の顔がみえるのである。
　結局，途中で呼ばざるを得なくなる。
　「今日はお礼に来ました」
　きれいな歯が光っていた。
　「バイトが決まりました。昨日から行っています。給料が入ったら生活保護をやめます」
　右手にお酒らしいものを持っている。
　「これお礼です」

失うもの，奪われるものたくさんあるが，プライドだけは自分のもの

　彼のプライドは決して誰にも奪われない。汚されない。たたかれてもいじめられても，変わらない彼のプライドは，いろんな面で私に伝わってくる。てんかんであっても身体を張って生きている。長くやってきた手工業の仕事で培った，腕の太さ，力強い指。がっしりした身体。ひとの強い存在，そのあり方を考えさせられる。

　たぶんズーッとこの調子であろう。そんなに変わることもないかもしれない。でも彼は普遍的な「人がなぜ生きるのか」という哲学的な課題の解答に大きなヒントを与えてくれる。

　どこかで
「今度はいつ来るのかな」と思っている私がいる。

（中山）

迷走神経刺激療法について

　最近，患者さん方から，てんかん発作に対する新たな治療法である**迷走神経刺激療法**について質問を受けることが多くなった。
　残念ながら，私の病院ではまだ導入されていないのだが，今回は，この治療法について，患者さんからの質問事項を中心に述べたいと思う。
　まず，この治療法の概要であるが，対象となるのは「抗てんかん薬の内服治療によっても発作が抑制できず，なおかつ開頭手術の適応にもならないケース」である。開頭手術の適応になるのは，原則的にはてんかん病巣（発作の原因となっている場所）が脳内の一部に特定されていることが条件だが，難治のてんかん例では，その病巣の特定が脳波や画像検査によっても困難であったり，あるいは病巣が多発していることも多く，こうした場合には開頭手術が困難である。したがって，これまで薬での治療が上手くいかず，かといって従来の外科手術の適応にもならずに治療が膠着していた患者さん方にとっては，一筋の光明といえるだろう。
　この治療では，まず手術により患者さんの左胸に植え込み型の電気刺激発生装置を設置し，その装置から，リード（導線）を介して左頸部（首）にある迷走神経という神経に一定の間隔で電気刺激を送り続ける。この電気刺激の間隔や1回あたりの刺激量については，患者さんの発作の状況をみながら適宜調節され，その方にもっとも効果的な刺激方法を設定していく。
　迷走神経を刺激することで，どうしててんかん発作が抑制できるのか，

誰もが抱く疑問であるが，実はこれについては未解明な点が多く，明確な作用機序はわかっていない。しかしながら，これまでの動物実験等での結果から，頸部での電気刺激が迷走神経の走行を伝って脳内に及び，これが脳幹部を経由して大脳にまで伝わると，てんかん発作の原因とされる神経細胞の異常興奮が抑えられるという点は確かなようである。

さて，気になる効果についてだが，これまでの海外での治療成績やわが国での治験データからみると，この治療を継続して5年後の時点で，発作が50％以上減少した患者さんの割合が約半分程度という結果であり，発作が完全に消失する割合は5％程度である。一方で，この治療によってもまったく発作に変化がない方も約25％おり，そうした意味では，この治療法はてんかん発作を根こそぎ消し去るものではなく，どちらかというと現在の発作頻度を少なくすることを目的にした，いわば緩和治療としての意味合いが強いといえる。しかしながら，この治療を受ける患者さんが薬物治療で難治なケースに限られる点を考慮すると，この治療成績は，決して薬物治療に劣るものではないと思われる。また，興味深いことに，この治療を継続していく中で，年数を重ねるほど発作の抑制効果が高まっていくことが示されており，その最終的な効果の判定には，年単位での観察が必要なようである。

この治療にともなう副作用としては，刺激装置の植え込み手術に関連した合併症（手術にともなう創部の感染など）に加え，刺激治療そのものによる影響（咳，しゃがれ声，咽頭の不快感など）が挙げられるが，手術の合併症は稀であり，刺激治療の影響についても，一時的なものがほとんどで，刺激の仕方を調節するなどして解決できることが多いとされる。

次に，日常生活への影響についてみてみよう。今やわれわれの生活に欠かせなくなった携帯電話だが，刺激装置に悪影響を与えることはなく，安全に使用できる。また，冷蔵庫やテレビなど，われわれが日常で使用する一般的な家電製品についても，装置への影響はないことがわかっている。ただし，オーディオ製品など一部の機器で，強い磁気を発生させるものがあるため，使用に際しては事前の確認が必要である。

また，特に女性患者は，美容の観点から，植え込み手術の痕が気になると思うが，手術の性質上，左のわきの下と首の2カ所に，それぞれ5

センチ強の傷跡が残ることになる。植え込んだ刺激装置は，外からはほとんど目立たないが，痩せ型の方だと，胸の上の方にわずかな出っ張りとして見えることがあり，私の知る患者さんはこのことがネックになり手術を躊躇される場合もある。

　以上，迷走神経刺激療法について，簡単ではあるが概説した。ちょうどこの2012年7月には，この治療がわが国で保険診療として開始されて丸2年を迎える。2012年4月時点で，これまでに国内で約230件の植え込み手術が施行されているようだが，対応可能な医療機関は一部に限られ，日頃の診療で難治の患者さんに多く接する立場からすると，この治療を必要としながらもその機会を持てずにいる患者さんはまだまだ多いと思われる。

　今後，難治てんかんに対する治療の選択肢の一つとして，発作に苦しむすべての患者さんに等しくその選択の機会が与えられるようになることが望まれる。

（岩崎）

あらためて，
てんかん発作を考える

　てんかん発作には，さまざまな発作型がある。でもそれは意識障害の有無とけいれんの有無の組み合わせでしかない。すなわち，意識障害があってけいれんがあるもの，ないもの，意識障害がなくて，けいれんがあるもの，ないもの，さらには意識障害もけいれんもない発作の5通りしかないのである。そのなかで，意識障害があってけいれんがある代表的な発作が大発作である。

　今回はこの大発作に焦点を当てて，あらためててんかん発作を考えてみたいと思う。というのも当事者にとっては，適切な表現ではないかもしれないが，てんかんの発作は非常に特徴的なものである。その様式，色彩に注目することは医学的にも重要である。

発作が生じる前に何かが起きる

　発作が起きる直前に，「発作が起きそうだ」とわかる方が多いと思う。これを前兆という。いろいろな前兆があるが，気分がぼんやりしたり，いつもと何かが違うというような知覚や認識の違和感から頭痛，しびれ感などさまざまである。現在ではこの前兆も部分発作の一部ととらえられている。というのも典型的な大発作はこの前兆がないのである。突然意識を失う。

　このような発作は，そのてんかんの焦点を脳の中心に想定している。そして機能的に発作が生じると考えられる。これを全般てんかんという。

この場合，脳の中心部からてんかん放電が全般にかつ左右対称に広がっていく。

それに対して前兆があるのは脳のどこか一部分にてんかんの焦点があると考えられる。だから，そこから発作放電が起きて，それが脳全般に広がると二次性の大発作になることがある。その場合，その放電はまんべんなく拡がることはない。そのため左右対称の発作にならないのである。これを部分てんかんという。

前兆があるかないかで，全般てんかんか，部分てんかんか区別ができる。さらに中心脳性に考えられる全般てんかんでかつ典型的な大発作の場合，その病因は機能性の可能性が高い。機能性とは，車でたとえるとエンジンに故障はないのだが，原因不明でエンストすることがある。このような場合を機能性の故障という。

それに対して部分てんかんは，脳の一部にその焦点が限局している。限局しているということは，その原因が器質性の可能性が高いと考えられる。その主なものは，出産時障害，頭部外傷，さらには脳炎などがある。もちろん推定原因の思い当たらない場合も多くある。

脳波では全般性に，また部分てんかんでは，限局してんかん発作波が出現することもある。しかし，頭皮上で発作間歇期の脳波であるから，その所見にも限界がある。むしろ発作が生じる前の段階の臨床情報で，てんかん型，発作型，その推定原因がわかるのである。

てんかん発作自体は，てんかんでなくても，さまざまな病気，心身の状態で生じる。高熱が続いたり心身衰弱状態にあると大発作を生じることがある。すなわち人間には発作を生じる域値が想定されているのだ。この域値は健康であればかなり高いところにある。心身が衰弱するとこの域値が下がってくる。そのために発作が生じやすくなるのである。てんかんの方は，この発作が起きる域値が少し低いと考えられる。治療薬であるてんかん薬は，このてんかん発作の域値をあげていると考える。しかし，せっかく抗てんかん薬で域値をあげていても，身体が衰弱する方向に心身状態がむくと発作が生じやすくなる。それは睡眠不足，過度のアルコール飲酒，過度のストレスなどである。だから，てんかん発作の域値が下がらないように生活指導をするわけである。

発作は必ず終了し，短時間で回復することの意義

　前兆に引き続いて機能的な発作の場合，全身が左右対称に硬直が起きる。そのあと，間代性けんれんに移行する。多くの患者はしばらく意識が戻らず，睡眠に移行したりする。また下肢が一時的に麻痺することがあるが，いずれにして心身ともに完全に回復する。時間もさまざまであるが，短時間で終了するものから数時間かかることもある。また部分てんかんの全般化として大発作が生じた場合，前述のように左右対称には強直間代性けいれんは生じない。この様子を観察できればてんかん型が区別できる。

　見ている側は本当にびっくりして家族としてはとてもつらいのであるが，ポイントは心身ともに完全にもとに戻るということである。一時的に短時間，しかも強制的に起きる意識消失と回復である。中枢神経系の疾患で機能性と考えられている統合失調症や気分障害にはみられない現象である。これはとても不思議な現象のように思う。まるでスイッチが入っている間だけのエピソードともいえる。

　私は人間の脳の中に神秘的な宇宙を感じる。もとに戻る力，恒常性を保つ力が備わっているのである。異常放電を放つのは脳内に溜まった不必要な病的エネルギーを放出しているように思われる。脳内の恒常性を保つには，発作を起こすことが不可欠になっているのかもしれない。実際，てんかん発作が連続して起きてしまう重積発作の治療として，電気けいれん療法を施行することがある。これは大発作自体がけいれん発作の域値をあげると考えられているからである。

　発作自体に裏腹の意義があるということであろうか。多彩で複雑な背景を持つてんかん発作が臨床的にたくさんあるので，一概にあてはめることは危険であろう。

　私は一過性に生じた意識消失が短時間で回復するという脳の現象から，他の中枢神経系の疾患の病因解明に役にたつのではないかと以前から考えている。そのもっとも典型的な例は非定型精神病である。ここではこの疾患を詳しく述べることはしないが，気分の変動と精神病性症状が意識の変容をともなって病相性に出現する病気である。そして，てんかん発作が終了するように，この病相は完全に回復し何事もなかったように

なるのである。治療薬も特効薬はないが，抗てんかん薬を予防的に使用する。てんかんは，精神科医の手から離れていって久しいのだが，私はやはりこの病気は，精神科医がかかわるのが一番だと思っている。

(中山)

てんかんが
慢性に経過することの意味

　慢性に経過する疾患はたくさんある。また本当は初期治療で終結できるはずのものもそのさまざまな要因から残念ながら慢性化してしまうこともある。

　しかし，てんかんは慢性疾患としては代表的なものといわざるを得ない。

　また，発症時期も出生直後から，高齢者まで好発年齢はあるものの，どの時期でもみられる。

　さらに言うまでもないが，てんかんは，てんかん発作という急性症状が主たる症状であるのが特徴である。すなわち急性症状と慢性症状を併せ持っているということである。

　急性症状は，疾患によってそれぞれ特異な治療を行う。しかし慢性に経過することの問題は共通することも多いと思う。

　今回は慢性に経過することの意味について考えてみたい。それはライフステージの視点で切り込むとおおよその問題がみえてくる。人生にはいくつかの重要なライフイベントが用意されている。まず女性の場合は，結婚と出産だろうか。

結婚と出産

　てんかん発作は意識障害とけいれんの有無による組み合わせである。意識を消失して強直間代性けいれんを起こすのが典型的なてんかん発作（大発作）であり，もっとも治療予後のよいタイプである。

一方難治性のてんかんは意識を保ち，けいれんもないことが多い。

でも大発作は他からみるととても驚くような発作である。そのため差別を受けやすくなる。あくまで治療予後は良いので多くの場合問題はない。しかし，たまたま人前で発作が起きたりすると，さまざまなスティグマに悩まされることがある。やはり結婚の問題が大きいと思う。

そのなかで残念なのは，予後の良い大発作を持つ方に結婚を控えておられる方がいることである。これは十分に発作の性質を理解していくことで，もっと積極的に結婚の機会を得ていくことができると考えている。

出産であるが，抗てんかん薬の催奇性の問題は，種類別に大分わかってきた。その研究成果を十分に考慮すると，可能な範囲で薬物の種類の選択と量の調整によって，多くの場合大丈夫だと言える。

一方で，妊娠中に発作の頻度が低下する方と増加する方とその割合は半々である。主治医に十分説明を聞いて，納得してから母になる覚悟と責任の意味を理解していくことが重要である。

就職

すでに述べた例だが，17年間地方公務員として仕事をしていた方が，運転免許をもっていないことをきっかけに，退職をせざるを得なくなった。現在もその方は就職活動をしているが，仕事はみつかっていない。最近，てんかん発作と交通事故の問題が相次ぎ，さらに窮地に追い込まれている。

てんかん学会では，てんかん発作の抑制状態が2年以上であれば（そのほかにも条件あり。くわしくはてんかん学会のホームページを参照してほしい）運転免許を得ることができるように働きかけている。世界的にみても日本は運転免許については厳しく法律で管理されている。

仕事については事情によりさまざまであるが，就業意欲が高く，自立している方が多いと思う。

自ら会社を立ち上げている方から，契約社員で5年毎の更新でうまく適応している方，最近では介護など社会的貢献度の高い仕事をしている方などがおられる。

しかし，実際には経済情勢の悪化から最近は失業率が高くなっている。慢性に経過する持病は，やはり不利な条件であることは間違いない。

高齢化

　年齢は，誰でも差別なく重ねていく。高齢化問題は，慢性疾患を持っている人にも大きな課題である。
　最近，三十年来てんかん治療に関わってきた方が，地域の有料老人ホームへ入居がきまった。少量の抗てんかん薬を服用している。幸いにもホームのあるところの近くで薬を処方してもらえることになった。実は高齢になると，器質的な問題で，もともとてんかんではなかった方も抗てんかん薬を服用することが増えてくるのである。近年，抗てんかん薬は開放されてきているが，それは最近の研究から抗てんかん薬は慢性疼痛に有効であることがわかってきたからである。また脳梗塞や脳出血などの後遺症として，てんかん発作が現れることもあり，高齢者医療では抗てんかん薬はさまざまな領域で使用されている。
　われわれはやっとここへきて，てんかんから解放されるのだろう。

日常生活

　てんかんの方は，日常生活では連続，ほぼ永続的な服薬が要求される。
　そのような病気はたくさんあるので，特別ではない。最近の抗てんかん薬の進歩から多剤併用から二剤程度の種類で治療可能になってきている。
　しかし，断薬がてんかんの急性症状であり，てんかん発作の再燃につながることは，当事者にとって特殊なストレスといえるであろう。
　薬物だけでなく，非特異的なストレス，睡眠不足，アルコール，年齢，身体疾患などによって発作は誘発される。特に心理的要因はやっかいである。思春期，成人期初期では十分と思われる薬物療法が行われていても，発作が完全に抑制されない方が大勢いるように思う。
　この時期に慢性に経過するてんかんを受け入れる心身の体制が形成されるのであり，また，形成される必要がある。
　自然に向き合うことで実は無駄な緊張がとれ，自分自身のある種の差別観から平等感が生みでてくる。てんかんであってもなくても皆，人間は平等である。この感覚を体得することが，慢性に経過するあらゆる疾患の正しい理解の姿といえるであろう。

〔中山〕

自立への道は険しい?

 てんかんに限らず精神科疾患は，慢性に経過するものがほとんどである。改善しても予防的に通院を続けるのが一般的である。この領域で30年以上医療に関わっていると，担当している当事者の方の，人生そのものと関わっているように思うことが少なくない。最初はお子さんでも，今は結婚し子どものいるひと，孫もいるひと，また残念ながら寿命で一生を閉じた方などがおられる。

 しかし彼らも多くの場合，いろいろな形で自立されている。今回はそのような視点から自立していかれた方々を紹介しよう。

ピアノ調律師になったA君

 A君はいつもお母さんと来院した。お母さんがしゃべってA君は何もしゃべらない。彼には軽度の斜視があった。彼の顔をみてもお互いの視線が合わず，なかなかコミュニケーションが十分にとれなかった。お母さんは彼が自立していくためにどうするべきか，自分の考えをまくしたてて帰るのが常であった。

 A君は，現在一人でピアノ調律師として独立している。お得意様が多く何とか食べていけるようである。なんといっても人なつっこい性格がリピーターとなるお客様が多い理由だと思う。これはやはりお母さんの教育，自立を目指したことのおかげだと思う。現在は一人で外来に通院している。一度久しぶりにお母さんに会いたくなった。

店長になったB君

　B君は中学2年の修学旅行中に初めて発作があった。私が当直をしていた病院に運ばれてきた。それ以来私が担当している。高校時代まで発作がなかなか完全には抑制できなかった。発作は心理的要因が強く，思春期のB君はさまざまな出来事や悩みで落ち着かない日々であった。B君には，お母さんがいつも一緒についていた。お母さんは，いつも心配していた。しかし，大学に入学してから彼女もでき，徐々に落ちつき，現在では少量の薬物のみでまったく問題はない。

　B君は，はじめ電器屋につとめ，仕事はとても好成績で自信を持った。また現在は知り合いの紹介で婦人服の店の店長をしている。結婚し2人の子どもがいる。もちろんB君も今は一人で外来にやってくる。お母さんは，もうかなりの高齢だと思われるが，事務の仕事をしているそうである。B君のお母さんとも10年以上会っていない。

いつも喧嘩腰だったCさん

　Cさんは，歳の離れたお姉さんといつも来ていた。発作は，小学校のころから始まった。思春期になっていらいらが強く，外来ではいつも苦情ばかり述べていた。お姉さんは既に結婚していて，妹の面倒を十分にみてあげられないことを悩んでいた。両親はいなかったのである。でも何とか叔父さんの世話になりながら，成長していった。

　そのうち，Cさんもお年頃で結婚した。でもわけがあって離婚した。現在一人暮らしをしている。現在は，少し発作があるが，自分のペースで生活ができている。いつの間にか苦情などは言わなくなった。多少外来で待たされても，穏やかな表情で入室してくる。これだったらお姉さんも安心だと思う。

時計屋を継いだDさん

　Dさんは既に結婚しており，実家の時計屋を継いでいた。そのころは，時計もまだアナログの時代で，商売として成り立っていた。しかし発作と頭痛にいつも悩んでいた。それで仕事は，ほとんど奥さんがしているようだった。

当時は，抗てんかん薬のモニタリングが始まった頃で，私もそれに関する研究をしていた。薬物の種類や投与量の変更は，てんかんではリスクをともなう。でもDさんは発作も抑制されていなかったこともあって，積極的にその研究に参加してくれた。その結果同じ薬物でも製剤の種類によって血中濃度が異なっていることがわかった。このことは現在の合理的薬物療法に大きく寄与している。Dさんの協力，貢献によって得られたことは，はかりしれない。

　DさんはF会に入会していた。「病気のからだですが，医学の進歩に役にたったら嬉しいのです」。F会とは死後に献体するための会である。数年前，Dさんは癌でなくなった。それ以来奥さんとも会っていない。

山の好きだったE君

　何度かE君については，本書で紹介している。E君は山で亡くなった。てんかん発作はまったくなかった。でも少し知的障害があった。10年以上工場で働いた後，自立のため，いろいろな学校に行ったり，仕事も転々とした。もともと工場は病気に理解があったので，私は何度もやめるのを止めた。でも本人の意思が強かったのである。後で聞いたのは，工場ではベテランのおばさんたちから仕事が遅いといつもいわれて，とてもつらかったということだった。

　E君も大人になって，私にときどきワインを買って持ってくるようになった。私は彼に十分なことをしてあげられなかった。

　E君は山登りが得意だった。ある日，私が朝早く仕事帰りで上野にいた時，リュックを背負ったE君がプラットフォームにいた。いつもよりも凛々しい表情だった。

　E君は真の自立を求め，勉強し，厳しいアルバイトをしていた。生活保護を受けることを拒絶した。でもどうしてもそういうことが必要な時もあると説得して，一時期，保護を受けることになった。そのとき彼は悔し涙を流していた。

（中山）

付　録

てんかん発作のQ&A

はじめに

　てんかん発作には，倒れてしまう発作，身体の一部分だけの発作，一瞬意識を失うだけの発作，意識は失わずご本人だけが感じているような発作などなど，たくさんの種類がある。患者の周囲にいる方が発作を知らないと，発作を見逃すこともあるし，逆に，てんかん発作ではないけれども発作と紛らわしいような状態（癖のようなもの）を発作と見誤ってしまうこともある。

　だから，てんかん発作を見逃してしまうこと，それから発作と見誤ることのないように，てんかん発作の正しい知識と対処法について，学んでいただきたい。

　そこで，てんかん発作の基礎的なことを理解していただくために，疑問に思われる9の質問に答える形で話を進めていく。

Q1　てんかんとはどういう病気ですか？

　てんかんはいろいろな原因で起こる脳の慢性の病気である。大脳の神経細胞の過剰な電気的興奮による反復性の発作を主症状とする。そして，臨床症状や検査所見はさまざまである。以上が世界保健機構（WHO）で決められているてんかんの定義である。

　いい方を換えると，てんかんは特有の発作をくり返し，かつ脳波に特有な脳波異常を示す病気である。これもイメージしにくいかもしれないが，脳の細胞がショートした状態というふうに考えていただくと，イメージしやすいのではないかと思う。家庭でも電化製品がショートすることがあるが，それと似たような状態が脳の中で起こり，脳の細胞が

ショートしてしまい，それがいろいろな発作症状として現れる病気だと考えていただきたい。

Q2
熱性けいれんはてんかんですか？

てんかんにはいろいろな種類があるが，一方でてんかんに似ててんかんではない病気もある。熱性けいれんという病気はてんかんだろうか？　ご存じの方はおわかりだろうが，熱性けいれんはてんかんではないといわれている。熱性けいれんは発熱にともなってけいれんが起こる状態で，発作性の脳波異常は見られないことが多い。ただし，数％では，後にてんかんの発症をみるとされる。

その他にてんかんではないものとして，行動障害（徘徊など），もうろう状態，パニック障害，失神，泣き入りけいれん，偏頭痛，心因性発作（ヒステリー），機会的発作（人生の中でとてもショックなことが起きた時に倒れ，それが生涯一回だけであるようなもの）がある。アルコールけいれん（アルコールをたくさん飲んだ後に倒れたり，けいれんをする）もてんかんではない。一過性脳虚血発作（一時的に非常に脳の血流が悪くなった状態）もてんかんとはいわない。ナルコレプシー（睡眠障害の範疇に入る病気）は，てんかんと非常に似ている場合があるがてんかんではない。

Q3
なぜてんかんの発作症状を詳しく知り，種類を分けるのですか？

発作の様子を詳しく知ることは，てんかんの診断をする上でとても大切なことである。なぜならば，症状から原因を探る糸口がみつかるからである。病気の原因が明らかになれば，治療への道が開ける。治療薬を選択する理由を見いだすことができる。つまり，発作の様子を観察することは，てんかんの診断と治療にとても大切なことなのである。

てんかん治療の流れについて簡単に述べよう。図1にてんかん治療の流れを示した。まず発作がてんかん性のものであるかを見極めなければ

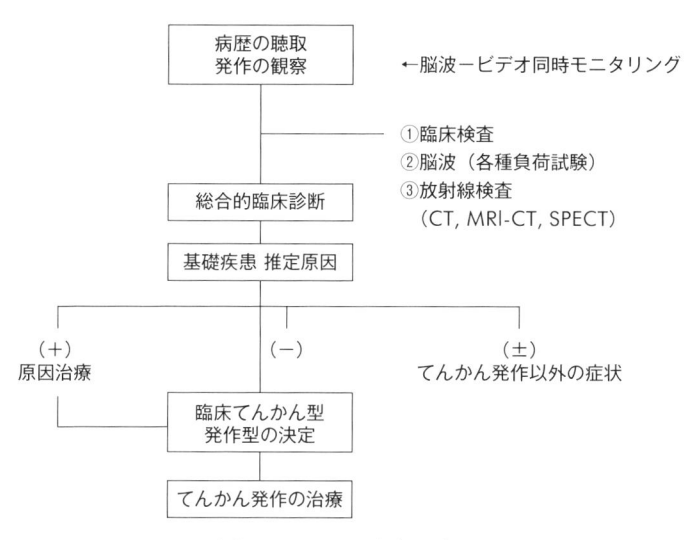

```
┌─────────────┐
│ 病歴の聴取  │ ←脳波－ビデオ同時モニタリング
│ 発作の観察  │
└──────┬──────┘
       │        ①臨床検査
       │        ②脳波（各種負荷試験）
       │        ③放射線検査
┌──────┴──────┐   （CT, MRI-CT, SPECT）
│総合的臨床診断│
└──────┬──────┘
┌──────┴──────┐
│基礎疾患 推定原因│
└──────┬──────┘
   ┌───┼───────┐
  (＋) (－)    (±)
  原因治療      てんかん発作以外の症状
       │
┌──────┴──────┐
│臨床てんかん型│
│発作型の決定  │
└──────┬──────┘
┌──────┴──────┐
│てんかん発作の治療│
└─────────────┘
```

図1　てんかん治療の流れ

ならない．てんかんに似ているけれどもてんかん発作ではないものに，抗てんかん薬を使っても効果はない．患者さんが倒れたりけいれんを起こしたら，病歴と発作の様子を本人のみならず家族からうかがう．それと同時にいろいろな検査（脳波検査，血液検査，CT検査，MRI検査，SPECT検査など）をする．そこで，まずはてんかんであるのかないのかを決めるとともに原因を探る．その後，てんかん発作の種類を見分けるのが，てんかん治療の始まりである．なぜなら，抗てんかん薬は，てんかん発作に対して多くは用いるものだからである．

Q4
発作症状を観察し，把握する時のポイントは何ですか？

　発作型を決めるためには，発作症状を知る必要があるわけだが，まずは同じような発作がくり返し出現することを頭においてほしい．部分発作の場合では，時間経過とともに，脳の中でどのように異常な波（興奮

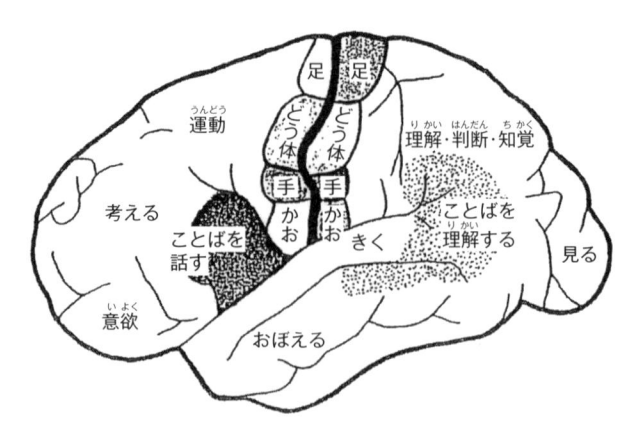

図2 大脳の役割分担（大月書店　障害を知る本③より抜粋）

が進展するかを考えよう。症状は，脳のどの部位に過剰発射があり，脳の中をどのように広がるかによって決まる。だから，大脳の機能局在（大脳の中の役割分担の分布）を知っておかれるといい。

　脳は，大脳，小脳，脳幹などの部分に分かれる。てんかんで問題になるのは，大脳の部分である。大脳は，前頭葉，頭頂葉，側頭葉，後頭葉の4つの部分に分かれていて，それぞれその領域で担っている役割が異なる。前頭葉は，人格，感情，運動に関する領域である。側頭葉はことばを理解する，記憶する，聴覚，情動行動（本能に関係する）領域である。頭頂葉は主に感覚を司っている。後頭葉は視覚を司っている。図2は，具体的にそれぞれの領域が担っている機能を示した図である。たとえば，左の運動野に過剰発射が起こるとどうなるだろうか？　左の脳が支配しているのは身体の右側なので，左の運動野に過剰な発射が起こると，右手がガクガクするとか，右足がつっぱるとか，身体の右側に異常が起こる。そして，このような運動発作がだんだんにその他の脳の部分に広がって，右手，右半身，そして全身というように移っていくこともある。また，右側の感覚の部分に過剰発射が起こると，たとえば左手がビリビリしてしまうなど，しびれた感じが起こる。後頭葉に過剰発射が起こると，突然視野の中にモザイクがかかり，そのモザイクが動く，いろいろな光が視野に出てくるあるいは暗点が出るというようなことが起こる。

では，発作を観察するにはどのようなポイントに気をつければいいのだろうか？　誰でも発作を目の当たりにすると，動揺したり，驚かれると思う。まず冷静になってほしい。そして，観察のポイントは，①いつ，②どこで，③どんな状況下で，あるいはどんなことが誘因になっていたか，④どのように，⑤意識の状態はどうか，⑥発作の持続時間，の6点である。

　「いつ」は，発作が起きた日時である。「どこで」は，学校で，道路上で，自宅でなどである。「どんな状況下で，あるいはどんなことが誘因になっていたか」は，睡眠中，寝入りばな，睡眠不足の時，あるいは，発熱している時，非常に興奮した後，遊んでいる最中，食事中，お酒を飲んだ後，テレビや音響がかなりうるさい状況などである。それから「どのように」は，けいれんが始まった身体の部位，眼球が片側に寄っていたか，転倒の有無と様子，表情はどうであったかなどである。「意識の状態はどうであったか」は，応答はできたか，その時の記憶はあったかなどである。「発作の持続の期間」は，意識が回復するまでにどのぐらいかかったか，自動症（後述）があれば，それは何分間か，その他，外傷があったか，発作後に眠っていたかどうかを観察していただく。

　では，具体的に今述べたポイントを活かして，実際にどのように報告していただければいいかを，小児良性てんかん例で説明する。

事例──6歳2カ月の男児

　生活が乱れ，睡眠不足が続いていたところ（誘因），午前5時から6時（いつ）の睡眠時（どんな状況下）に，自宅の寝室（どこ）で発作が起こった。母親によると，右口角のけいれんに始まり，引き続いて全身のけいれんに及んだ（どのように）という。2分以内に発作は終了（持続時間）した。発作の直後に四肢の麻痺はなく，しゃべることも可能で，発作時に左手で顔のけいれんを止めようとしたことも覚えていた（意識状態）。

　ここまで家族が説明してくだされればすばらしい。
　しかし，発作はそれぞれの患者さんで異なる。だから，発作の様子をありのままに報告してもらうことが，医療者にとっては一番わかりやす

い。さらに，発作の経過表を用意してもらうと，日々の情報がよりわかりやすくなる。時間，日付を記入し，発作の様子の欄に，たとえば，けいれんの様子を「カクカク小刻みにけいれんした」，「ガクガク大きく身体が動いた」，転倒の様子（バタンと棒状に倒れた，尻餅をつくようにストンと倒れた，フワッと崩れるように倒れたなど），頭や目の動き（グーッといっきに動いた，頭がカクンと動いたなど），発声の様子（ヒーッと叫ぶようだったなど），姿勢（海老のように丸くかがんでいた，弓なりに反り返ったなど）などをポイントに記入するとよい。

Q5
なぜ国際分類のてんかん発作型分類とてんかん類型診断は重要なのですか？

表1にてんかんの国際分類を，表2にてんかん発作の国際分類を示した。表1をご覧いただくとおわかりのように，これだけたくさんの病名がある。どちらも分類は大変そうにみえるが，表を示した理由は，これだけたくさん症候群や発作型の名前があっても，たとえば，いろいろな原因で起こる肺炎の症状が，咳，熱，息が苦しい，胸が痛いなどとだいたい決まっているのと同じように，てんかん発作でも，それぞれの患者さんが示す発作は限られたものであるということを示したからである。患者さんの多くは，2つか3つぐらいの発作型しかもたない。だから，分類が可能なわけである。てんかん発作型は，臨床発作症状と発作時ないしは発作間歇時（発作ではない時）の脳波所見に基づき，いくつかの発作型に分類されている。これが大切なのは，発作型によって用いる抗てんかん薬が決まるからである。

てんかんの症候群分類とは，発作症状だけではなく，その原因になっている病気，発病年齢，予後（病気の経過の予測）など，共通のある一群をまとめたものである。これによって，その人の病気（てんかん）の治療経過の予測（予後）が可能となる。

表1 てんかんの国際分類

I	局在関連性てんかんおよび症候群		若年欠神てんかん
			若年ミオクロニーてんかん
1-1	特発性		覚醒時大発作てんかん
	（年齢に関連して発病する）	2-2	潜因性あるいは症候性
	中心・側頭部に棘波をもつ		West 症候群
	良性小児てんかん		Lennox-Gastaut 症候群
	後頭部に突発波をもつ		ミオクロニー失立発作てんかん
	小児てんかん		ミオクロニー欠神てんかん
	原発性読書てんかん	2-3	症候性
1-2	症候性		早期ミオクロニー脳症
	小児の慢性進行性持続性		サプレッション・バーストを
	部分てんかん		ともなう早期乳児てんかん性
	側頭葉てんかん		脳症
	前頭葉てんかん		
	頭頂葉てんかん	III	焦点性か全般性か決定できない
	後頭葉てんかん		てんかんおよび症候群
1-3	潜因性	3-1	全般発作と焦点発作を併有する
			てんかん
II	全般てんかんおよび症候群		新生児発作
2-1	特発性		乳児重症ミオクロニーてんかん
	（年齢に関連して発病する）		徐波睡眠時に持続性棘徐波を
	良性家族性新生児けいれん		示すてんかん
	良性新生児けいれん		獲得性てんかん性失語
	乳児良性ミオクロニーてんかん		
	小児欠神てんかん	IV	特殊症候群

表2 てんかん発作の国際分類

I 部分発作	II 全般発作
A 単純部分発作（意識障害をみない）	A 欠神発作
1）運動症状を呈するもの	1）定型欠神
2）感覚症状を呈するもの	2）非定型欠神
3）自律神経症状を呈するもの	B ミオクロニー発作
4）精神症状を呈するもの	C 間代発作
B 複雑部分発作（意識障害をともなう）	D 強直発作
自動症をともなうことがある	E 強直間代発作
C 部分発作から二次性に全般化するもの	F 脱力発作（失立発作）

Q6
てんかん発作の発作型は，どのように分けるのですか？

図3は，部分発作と全般発作を模式的に表したものである。脳の神経細胞の過剰発射が，脳の一部分から起こり広がっていくものが部分発作である。一方，はじめから脳全体の興奮性が高まって起こる発作が全般発作である。図3の左側が部分発作である。図の右上に描かれた黒い丸が部分発作の震源地で，部分発作の病巣である。ここから過剰発射が起こると，その場所に対応して症状が発生する。これが部分発作の基本である。だから，その場所に発作間歇時にも脳波の異常がみられる。その右側は全般発作の図である。脳全体の興奮性が高まっているので，脳波異常も脳全体に現われる。

図4は全般てんかんの異常脳波を表している。左側の突発性全般てんかんでは両側の同期性の発作波が出現している。一方，右側は症候性または潜因性全般てんかんにみる発作波で，瀰漫性かつ不規則な発作波が非同期性に出現している。

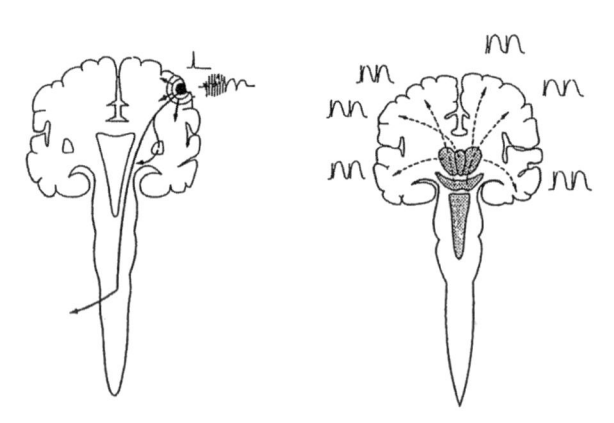

部分発作の病巣と症状発現ならびに　　全般発作の症状発現と脳波異常の
脳波異常の関連　　　　　　　　　　出現様式

図3　部分発作ならびに全般発作
（山内俊雄：やさしいてんかんの本，保健同人社，東京（2009）より）

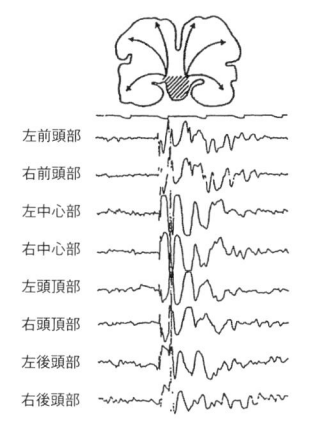

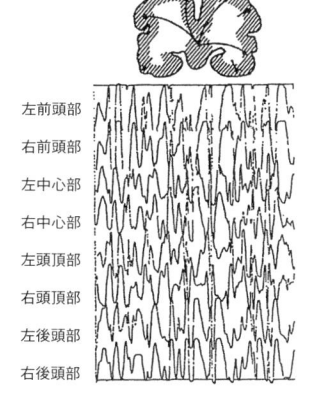

図4 全般性過同期波
(和田豊治監訳：てんかん診療マニュアル. 医学書院, 東京 (1987) より)

　図5は部分てんかんの状態である。左側の図は，右の頭頂部に脳の過剰発射がある。右側の図は，2カ所以上のところに発射がある多焦点性で，右の頭頂部，左側，右下の部分に発作波が脳波上で確認できる。

　一人の患者さんが複数の発作型をもつことはあるが，一般に部分てんかんと全般てんかんの両病態をもつことはない。ただし，混乱しやすいのだが，症候性または潜因性全般てんかんでは，部分発作と全般発作の両方を起こすことはありうる。

　部分発作の特徴はどのようだろうか？　症状は部分に始まるので，たとえば手足の運動症状，感覚の異常，視覚の症状，聴覚の症状，嗅覚の症状などを常にではないが自覚できる。一方，全般発作は，手足のけいれんなどの症状が，全身性，しかも両側性であることが多い。全般発作の大きな特徴は，一般にはじめから意識が失われることである。

　　　　　a. 焦点性　　　　　　　　　　b. 多焦点性

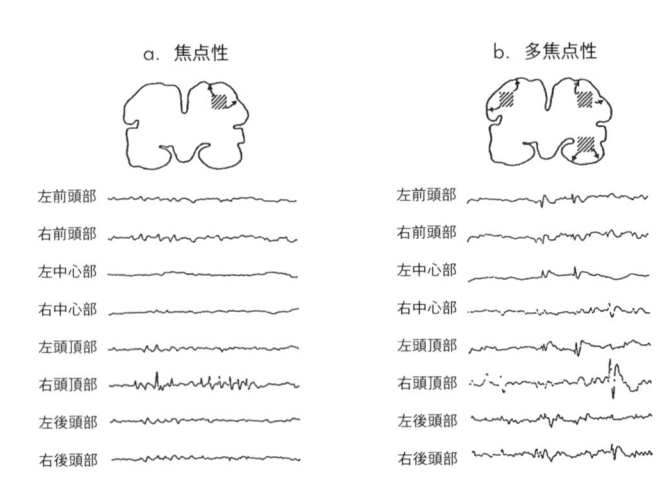

左前頭部
右前頭部
左中心部
右中心部
左頭頂部
右頭頂部
左後頭部
右後頭部

左前頭部
右前頭部
左中心部
右中心部
左頭頂部
右頭頂部
左後頭部
右後頭部

図5　焦点性過同期波

Q7
部分発作について詳しく教えてください

　部分発作には，単純部分発作，複雑部分発作，二次性全般化発作の3種類がある。単純部分発作は意識障害のない発作である。複雑部分発作は，意識障害を伴う発作である。二次性全般化発作は，部分起始の過剰興奮が脳全体に広がってしまい，その結果全身性のけいれんを起こすものである。したがって，①単純部分発作だけの方，②複雑部分発作だけの方，③単純部分発作から複雑部分発作に移る方，④単純部分発作から複雑部分発作に移りさらに二次性全般化に移る方，⑤複雑部分発作に始まり二次性全般化に移る方の5つのパターンが考えられる。③と④のパターンの単純部分発作を「前兆」という。前兆というのは，前触れとか予兆というイメージであるが，前兆は発作そのものである。

　単純部分発作の種類を説明する前に，図6と図2をご覧いただきたい。それぞれの大脳の役割分担を表した図で，単純部分発作を考える上で重要である。過剰発射が起こる脳の部位によって決まった発作が起こる。足，胴体，顔，手の運動の場所，見る場所，聞く場所，と役割が決まっている。図6は，ペンフィールドという有名な脳外科医が作り上げた人の体

(a) 体性感覚領　　(b) 運動領

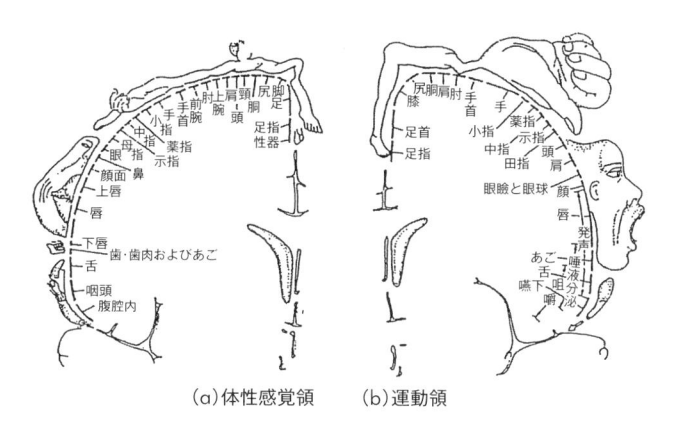

図6　ヒトの体性感覚領ならびに運動領の局在を示す模式図
（ペンフィールド）

性感覚領ならびに運動領の機能局在を示す模式図である。手や顔のように非常に精密な動きをする部分は脳の中で広い部分を占めていることがわかる。左側が感覚，右側が運動である。この中のどこかに発作性の電気活動が起こると，それに該当する部位に障害が現われることになる。

　さらに，大脳辺縁系（図7）は大脳の奥深いところに位置して，人の基本的な生命の維持や種族の保存などの営みに深い関係のある，食欲や自律神経の調節，記憶などに関係する部分である。

　単純部分発作の症状は，これら脳の部分が担っている役割が強く出現するか消失するかである。単純部分発作は数秒から数分のことが多い。脳波はそれに対応する部位の局所性異常放電である。単純部分発作には運動症状，感覚症状，自律神経症状，精神症状がある。具体的に言うと，たとえば手や顔の一部がピクピクひきつってしまうとか，眼や顔が片方に強く引き寄せられてしまうとか，声を出してしまうなどの運動発作がある。体性感覚発作あるいは特殊感覚発作では，顔や手足の一部の異常な感覚，耳鳴り様の聴覚症状，異常な匂いがする，味の異常感覚，たとえば身体の一部がピリピリする，見えるはずのないものが見える，見ていたものが見えなくなる，妙に匂いが鼻につくなどの症状が起こる。自律神経症状は，上腹部感覚，蒼白，発汗，紅潮，立毛，散瞳，尿失禁

付　録　231

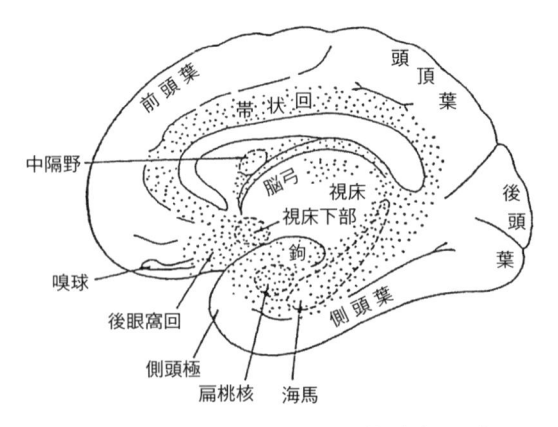

図7　大脳辺縁系と近縁構造（半球内側面）

などの症状が起こる。精神症状は高次大脳機能障害といい，言語障害性，記憶障害性，認識性，感情性，錯覚性，構造幻覚性などがある。たとえばことばが出ない，言いたいことはあるけれどもことばとしてうまく表現できないとか，言われていることばの意味が急にわからなくなってしまうとか，ずっと前に見たことのあるような情景が浮かんでくるとか，夢を見ているような気分に突然なるとか，恐怖感や不安感が急に襲ってくるといった症状である。

　一方，複雑部分発作の多くは，側頭あるいは前頭領域に発する焦点がある。発作症状は，意識減損発作である。徐々に増す意識障害，無動，無言，無反応，健忘（前のことを覚えていない状態）である。

　自動症とは，一般的に，無目的な行動で，身振り自動症，口部自動症が含まれる。たとえば，ペチャペチャ舌なめずりをするとか，モグモグ口を動かす，徘徊するなどが無意識に起こっている状態である。複雑部分発作は自動症をともなう場合とともなわない場合がある。

　二次性全般化発作は，脳の局所性の神経細胞の過剰興奮が，隣の神経組織や神経経路を通して，遠くの神経機構に波及してしまうことで起こる。興奮がどんどん広がっていくわけである。二次性全般化すると，強直間代発作（後述）という形をとる。二次性全般化は左右対称性の場合もあるが非対称性のことが多い。

Q8
全般発作について詳しく教えてください

　全般発作は，欠神発作，ミオクロニー発作，脱力（失立）発作，強直発作，間代発作，強直間代発作の6種類である。特徴として，ほとんどが意識を消失する。欠神発作は英語でabsence，小発作という。突然，数秒から十数秒意識がなくなる発作である。そのために運動が停止する。眼球が固定することもある。自動症をともなうことがある。主として4〜14歳に発病し，やや女性に多いといわれている。一日数回から十数回と発作をくり返す。欠神発作のうち定型欠神の脳波は3Hz前後の棘徐波複合である（図8）。全般性にくり返し発作波が出る。この方は7歳の女性で，過呼吸50秒で，目を薄く開け，ぼんやりした顔つきで口をムニャムニャさせる発作が出現した。この発作は，過呼吸刺激（息を吸ったり吐いたりをくり返すこと）で賦活されることが多い。
　ミオクロニー発作は，四肢や体幹の筋肉が一瞬ピクッとする発作である。起き抜けに起こりやすい。多くは両側対称性だが，時に一側性のこともある。意識障害はないか，あっても瞬間的である。全般発作は意識

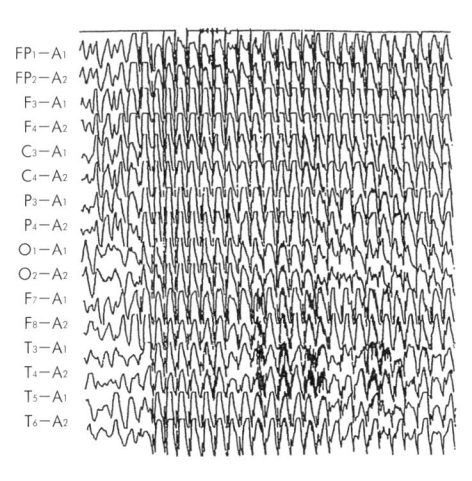

図8　7歳, 女性, 欠神発作

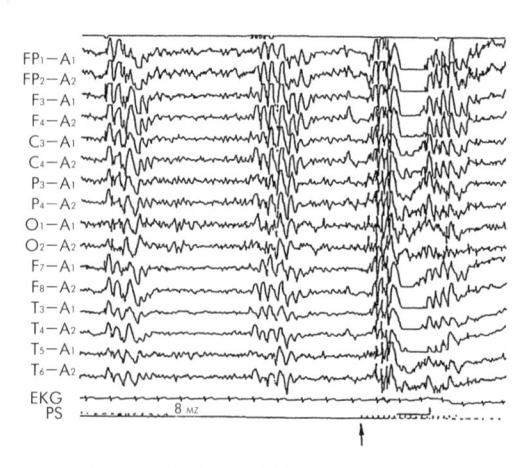

図9 21歳，女性，両側ミオクロニー発作

障害があると述べたが，このミオクロニー発作だけは例外で，おぼろげに意識があることがある。両足に強くミオクロニー発作が起こると倒れる場合もある。脳波は多棘徐波，棘徐波，鋭徐波である（図9）。ミオクロニー発作は光の刺激によって誘発されやすいといわれている。

脱力発作は，身体の姿勢を維持する緊張が瞬間的に緩んでしまって，マリオネット（操り人形）の糸が切れたように，地面にバタンと倒れてしまう。だいたい怪我をする場所は決まっている。意識は完全に失われてしまう。

強直発作は，全身の筋肉がギュッと収縮する。立っている時に起こると，急に倒れて怪我をしてしまう。意識は失われているので，発作後，意識のもどりはやや遅い。

間代発作は，全身の筋肉が収縮と弛緩をリズミカルにくり返す発作である。全身がガクンガクンと動く。

強直間代発作は大発作といわれているもので，非常にダイナミックである。突然に意識を失って，目を大きく見開いて，両方の手足をつっぱり，叫び声をあげ倒れる。ここまでが「強直相」である。ついで，身体全体をガクガクとけいれんさせる。これが「間代相」である。発作はだいたい2分ほどである。発作が終わると，唾液を吹き飛ばして，大きく

呼吸をして，次いで眠りに入ることが多い。あるいは発作の後にもうろうとした状態になる。眼が覚めた時に，頭痛や筋肉の痛み，吐気，疲労感，尿失禁があることで，発作と自覚することも多い。

Q9
目の前でてんかん発作が起こった時の対処方法は？

目の前でてんかん発作が起こった時に，周りの人がとる対処方法について述べる。

家庭や職場でてんかん発作をみたら，あわてずに助けを呼ぶこと。少し手伝ってくれる方がいると心強い。怪我をしないように，周りのものを片付ける。できるだけ気道を確保する。できれば仰向けにして，衣類をゆるめて，首の下にタオルや枕を置いて，顎を上げるようにする。舌を噛まないように，割り箸や指をかませたりする必要はない。昔は割り箸や指を口に入れたほうがよいと聞いた方がいるかもしれないが，指を入れた方が怪我をすることがあり，現在は，そのようなことはしないほうがよいとされる。そして，これは目安であるが10分以上発作が続いたら，救急車を呼んだほうがよい。しかし，これはとくに強直間代発作における一般的な考え方なので，緊急時の対応は，それぞれの患者さんの発作の型で異なる。主治医の先生によく相談し，こういう場合にどうしたらいいかを，事前に確認しておくことが大事である。

発作別の介助法を具体的に説明しよう。

単純部分発作の介助法

単純部分発作は，手足のけいれんやまぶしい，腐った匂いがする，変な音がする，吐気がする，不安や恐怖感が襲ってくる，前に体験した情景が思い浮かぶ，などの意識のある部分発作である。この時には，発作時の表情やしぐさ，行動をよく観察してほしい。意識は失わないので，特にあわてて処置をする必要はないが，その方の不安な気持ちや違和感を見守る。

複雑部分発作の介助法

　意識が曇る発作，複雑部分発作の場合は，顔の表情や姿勢はあまり変わらないまま，行動が止まって，反応がなくなり，さらに発作が進むと，意識の曇りは深くなり，目を見開いて固まったようになる。発作は数十秒～数分後に終了し，発作が終わった後に，「発作があったんだ」と気づく方も気づかない方もいる。何か変だったということだけを自覚することもある。名前を呼んだり，今日の日付や曜日，今いる場所を質問するとか，ちょっと刺激して，意識の状態を確認する。そして発作の終わった後で，発作があったのか，今どうしていたのかを質問するとよい。

自動症をともなう複雑部分発作の介助法

　意識が曇り行動も変わる，複雑部分発作に自動症をともなっている場合である。動作が止まってボンヤリしているのだが，その後，落ち着かない様子をする，舌なめずりをする，口をモグモグさせる，顔を妙になでる，手をもむ，腕を振る，ボタンをはめたりはずしたりする，周囲をうろうろ歩き回る，手馴れた作業をする（昔，運転手さんだった方はハンドルを握ったような動作をする，昔大工さんだった方はかんなかけをするとかトンカチで叩く動作をするなど）ことがある。この間の意識はない。危険物を片付けて，動きを観察して，付き添っていただくとよい。無理に行動を制限すると，かえって抵抗して危ないことがあるので，怪我をするような状況でなければ，見守っていただけばよい。

欠神発作の対処法

　意識が短時間途切れる発作，欠神発作は，突然動作を止めて，うつむいてうつろな表情になる。そして，目を開いたまま，上をジッと見つめたり，手に持っているものを落としたりする。欠神発作は非常に短いので，それまでの動作をゆっくりと続けて，周囲は気づかないこともある。動作や表情がどのようであったか，回復時間はどのぐらいだったのかを観察する。軽く名前を呼ぶなどの声かけをして回復をみる。

ミオクロニー発作の対処法

　ミオクロニー発作は，手足が一瞬ピクッと動く，「今，来た」「今，電気が走った」と表現する方もいる。光や音の刺激や驚いた時に起こりやすいので，その状況がどうだったかを観察する。

強直間代発作の対処法

　けいれんをともなう発作，強直間代発作が一番どうしたらいいかと思われるのではないだろうか。この発作の多くは前触れがない。全身が硬直して，細かなけいれんを起こし，手足がつっぱり，仰け反って，その後，ガクガクとリズミカルに動き，発作後には入眠したり，もうろうとした状態になる。冷静に時計を見て，怪我をしないよう見守ってその様子を観察してほしい。できれば，平らな場所に寝かせて，頭の下にタオルなどの衣類を入れて，顎を上に上げ，呼吸が楽になるようにする。だんだん回復してきたら，嘔吐などで気道がつまらないよう顔を横に向ける。発作の後は無理に起こさずに，眠ってしまったようなら，安静にして，様子をみていただくとよい。

倒れる発作の対処法

　倒れる発作，これの多くは強直発作，脱力発作，ミオクロニー発作である。それぞれの倒れ方や怪我をする部位が大体一定している。倒れる速度はどうだったか，向きはどうだったか，何時ごろ倒れたかなどをみていただく。怪我をしないように危険なものは普段から片付けておく。怪我をする部位は決まっているので，何度も倒れる方は保護の帽子を利用するとか，サポーターをつけていただく方法もある。

（高橋）

［略歴］

中山　和彦
［なかやま・かずひこ］

1976年，東京慈恵会医科大学卒業
日本てんかん学会てんかん専門医
日本精神神経学会精神科専門医，精神保健指定医
1996年，ロンドン大学精神医学研究所客員教授
2001年，中華人民共和国大連医科大学客員教授
2003年，京都府立医科大学客員教授
2004年，東京慈恵会医科大学精神医学講座教授

須江　洋成
［すえ・ひろなり］

1983年，東京慈恵会医科大学卒業
日本てんかん学会てんかん専門医
日本精神神経学会精神科専門医
東京慈恵会医科大学中央検査部（精神科兼任）准教授

岩崎　弘
［いわさき・ひろし］

2001年，東京慈恵会医科大学卒業
日本てんかん学会てんかん専門医
日本精神神経学会精神科専門医，精神保健指定医
東京慈恵会医科大学精神医学講座助教

高橋　千佳子
［たかはし・ちかこ］

1994年，東京慈恵会医科大学卒業
日本てんかん学会てんかん専門医
日本精神神経学会精神保健指定医
東急病院精神科勤務

てんかんの生活指導ノート
生活の質を高めるためにすべきこと，してはいけないこと

2014年3月20日　印刷
2014年3月30日　発行

編著者　中山　和彦
著　者　須江　洋成
　　　　岩崎　弘
　　　　高橋　千佳子
発行者　立石　正信

発行所　株式会社　金剛出版
〒112-0005
東京都文京区水道1-5-16
電話　03-3815-6661
振替　00120-6-34848

装丁　臼井　新太郎
装画　ヤギ　ワタル
印刷・製本　三報社印刷

ISBN978-4-7724-1353-4 C3047　　　　Printed in Japan©2014

精神疾患診断のエッセンス
A・フランセス著／大野裕 ほか訳
DSM-5の診断基準は臨床において役立つが，それが全てではない。その診断基準に疑問を投げかける衝撃の書！　3,200円

自殺の危険［第3版］
高橋祥友　自殺の危険を評価するための正確な知識と自殺企図患者への面接技術の要諦を多くの症例を交えて解説した画期的な大著。改訂第3版。　5,800円

ストレングスモデル［第3版］
C・A・ラップ他著／田中英樹監訳　豊富な支援事例に，ストレングスアセスメントおよび現場の教育的指導技術を大幅増補した最新版を訳出。　4,600円

ストレス軽減ワークブック
J・S・アブラモウィッツ著／高橋祥友監訳　CBTやSST，アサーションなどの技法を活用した，最強のストレスマネジメントプログラム。　3,600円

不安に悩まないためのワークブック
D・A・クラーク，A・T・ベック著／坂野雄二監訳　「不安」に上手く対処していく方法を，認知行動療法に基づいてワークブック形式で伝授する。　3,600円

現代クライン派精神分析の臨床
福本修著　重要文献の精読，タヴィストック・クリニックでの研修，そして日々の臨床経験を総合し，臨床的発展をめぐる基礎考察が展開される。　4,200円

精神分析的心理療法を学ぶ
G・ブランク著／馬場謙一監訳　自我心理学的対象関係論，発達論による治療技法をQ&A形式で事例を交えて構成。著者の書は本邦初の紹介である。　3,800円

風景構成法
伊集院清一著　中井久夫によって創案された風景構成法の手法と機能，クライエントの病理解釈から治療的技術へと応用する技法を詳しく解説。　3,400円

犯罪学［第5版］
J・R・リリー ほか著／影山任佐監訳　犯罪学理論について，主に犯罪社会学の視点から，誕生，成立過程を含め，最新の理論，将来的展望までを解説。12,000円

臨床美術
宇野正威，芸術造形研究所編著　認知症の予防とリハビリテーションを目指した「臨床美術」の理論的背景と実際のプログラムの進め方を解説する。　3,500円

子どもから大人への発達精神医学
本田秀夫著　乳幼児期から成人期までを縦断的に捉えた「発達精神医学」の視点から，発達障害の基本的知識と実践の考え方を示す。　3,200円

エモーション・フォーカスト・セラピー入門
L・S・グリーンバーグ著／岩壁茂 ほか監訳　EFTの創始者グリーンバーグによる，感情体験のための臨床マニュアル。　3,400円

ストレスマネジメントと臨床心理学
山中寛著　ストレスマネジメントの基本原理と臨床心理学的方法・効果を解説。リラクセーションや動作法を応用した臨床技法にもふれている。　3,600円

子どもの法律入門［改訂版］
廣瀬健二著　子どものなかでもとりわけ非行少年に関わる少年法，児童福祉法を臨床実務家に向けてわかりやすく解説。少年法改正を反映した改訂版。　2,400円

表示は税抜きです